沃克，我的月亮小孩

The Boy in The Moon:
A Father's Search For His Disabled Son

一位父親的CFC記事

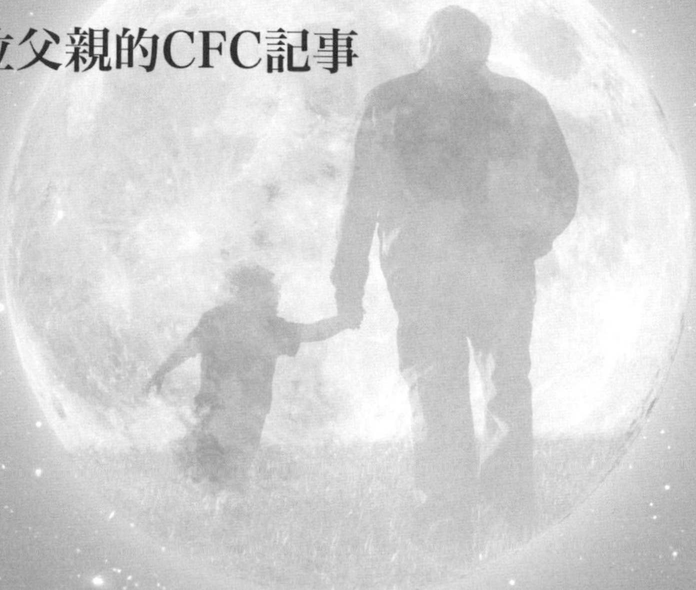

《環球郵報》（The Globe and Mail）重量級作家
伊恩・布朗（Ian Brown）——著
簡秀如——譯

一個凡人無法抵抗的瘋狂厄運，魔鬼闖入了你的生命，
沒有什麼懲罰比這更嚴重。
不，我無法直視你，可憐的殘敗身軀。
我想要對你說話、質疑、抨擊，
但是我做不到。
你讓我不寒而慄。

《伊底帕斯王》，索福克里斯（*SOPHOCLES, Oedipus Rex*）

我喜歡低能兒。我喜歡他們的坦率。只是我要說，
總有人把別人視為低能兒。

赫內・葛西尼（*RENÉ GOSCINNY*）

目錄

譯序

本書作者伊恩·布朗（Ian Brown）之子沃克（Walker）天生基因異常。此種疾病（Cardiofaciocutaneous Syndrome，CFC症候群）十分罕見，醫生稱它為「孤兒症候群」，全世界目前僅有約三百人罹患此疾。沃克的整體發育遲緩，不會說話，雙臂必須戴著臂套，以避免自殘。

布朗起初將兒子的故事連載於加拿大《環球郵報》，吸引了無數讀者迴響。正如他所寫道：「像沃克這樣，一個生活在混沌不明、並且常時受苦的生命，究竟有何價值？週遭的人又要為他的生命付出什麼樣的代價？……有時候我看著沃克，感覺有如看著天上的月亮：你看見月亮上浮現一個人的臉，但是你明白上頭並沒有人。假如沃克是如此地不真實，為什麼又讓人覺得他是如此的不可或缺？他究竟想要讓我明白些什麼？」

在翻譯此書的過程，記不清有多少次，我停筆掩卷，久久不能自已。這樣的故事讓人不禁要問：這是何等的生命考驗？一個人需要多大的力量、多少的信念與犧牲，才能承擔起這樣的生命重量？作者娓娓道出家有重殘罕病兒的心路歷程，過程如此艱辛，讀來令人心碎又心酸！布朗誠實剖析這個孩子給他的人生、夫妻關係、家人朋友所帶來的影響：無法掙脫的責任日以繼夜、如影隨形，自在悠遊的生活成了奢望；犧牲個人生活品質與夫妻相處時光，換來無數的怨懟與妥協；精神、體力與金錢都耗盡，心愛的孩子卻仍像個無解的謎題。面對僵化的官僚體制及醫界對基因之謎束手無策的窘境，布朗以時而無奈、時而憤怒的筆觸，偶爾摻雜悲哀到了極點而轉化出的一點諷刺幽默，描繪出一個令人難以想像卻又真實無比的世界。複雜的情緒，單純的感情，這是一個深刻又令人動容的故事。

第一章

沃克過去八年來的生活，每個夜晚都一成不變。繁瑣細節組成一套例行公事，前後次序精確無誤地銜接，每個步驟都很單調，但是也都至關緊要。

這些例行公事使得八年來的時光似乎變得很漫長，幾乎看不到盡頭。直到事後我回想起來，這八年彷彿消失於無形，因為一切絲毫都沒有改變。

今晚，在黑暗中，我被一陣持續的機械式噪音給吵醒，熱水器似乎故障了。喀啦，停頓了一下，喀啦，喀啦。

但是那噪音並非來自熱水器，而是我的兒子，沃克，是他一而再、再而三地捶打自己頭部所發出的聲音。

他在未滿兩歲以前就出現了這種舉動。沃克生來便帶有一種極為罕見的基因突變——CFC症候群（cardiofaciocutaneous syndrome），這是一堆亂七八糟症候群組合的醫學名稱。他的整體發育遲緩，不會說話，因此我從不知道究竟是哪裡出問題，沒有人知道。全世界僅有一百多人罹患CFC症候群。此種疾病隨機發生，沒有特定原因或來由；醫生們稱它為孤兒症候群，因為它似乎沒有來源。

我躡手躡腳地走進他的房間，一面數算著喀啦聲：每秒鐘發出一次。想讓他停止捶打自己的話，我得再把他哄睡，也就是說我要帶他下樓，幫他泡一瓶牛奶，再帶他上樓來，和我一塊兒上床睡覺。

聽起來還滿簡單的可不是？但事實上，只要和沃克有關的事情，沒有一件不複雜。由於該症候群的緣故，他無法以口進食固體食物，也不能順利地吞嚥。因為如此，所以得在夜裡透過餵食器來攝取配方奶。配方奶沿著掛在金屬點滴架的餵食袋和餵食泵的管子，穿過他睡衣上的一個孔，流進安裝在腹部的一個外觀精巧的永久開口——稱為胃管（G-tube），我們暱稱「米奇」（mickey）。要帶他下床到樓下的廚房，去泡一瓶讓他能重新安睡的牛奶，我得關掉連接米奇的管子。也就是說我必須先關掉餵食泵（要摸黑進行，以免將他完全吵醒），然後是餵食管。假如我沒有鎖緊餵食管，黏搭搭的配方奶會整個流到床上或地板（沃克房裡的地毯是淺藍色的，踩在腳下有如戈壁沙漠般斑駁不堪，那都是我早已記不清的歷年所留下的痕跡）。為了鎖緊餵食管，我以拇指推動流速控制器上的一個紅色塑膠小滾輪（這是例行公事中，我最喜歡的一個步驟——至少它很簡單，完全在我的掌控之下）。我拉開他連身睡衣的拉鍊（沃克的個頭很小，而且成長速度緩慢，以至於同一件睡衣可以穿上一年半），伸手進去解開米奇上的管子，把管子從睡衣的洞口拉出來，然後將它掛在吊著餵食泵和餵食袋的點滴架上。接著我把米奇關掉，再拉起睡衣的拉鍊。最後我伸出手，將四十五磅重的沃克從搖籃裡抱起來。他還是睡在嬰兒搖籃裡，惟有如此我們才能讓他在夜裡待在床上。他的破壞力可不容小覷。

這不是一份抱怨清單，抱怨一點用處也沒有。正如有一回，一位ＣＦＣ病童的母親對我說：

「該做的就得去做。」這還算得上是最簡單的部分了。困難的是每回抱起沃克，我便試圖想要解開他在我心中所引發的疑問：像他這樣，一個生活在混沌不明、並且長時間受苦的生命，究竟有何價值？週遭的人又要為他的生命付出什麼樣的代價？「我們花費百萬元來拯救他們，」不久之前有位醫生這麼對我說。「但是當他們出院後，我們就不去在意了。」當時我們坐在她的辦公室裡，她潸然淚下，我問她是何緣故，她說：「因為我看慣了這種事。」

有時候我看著沃克，感覺有如看著天上的月亮：你看見月亮上浮現一個人的臉，但是心裡明白上頭並沒有人。假如沃克是如此地不真實，為什麼又讓人覺得他是如此的不可或缺？他究竟想要讓我明白些什麼？我一心只想弄清楚，在他那走樣的頭顱和跳動的心臟裡，到底存在些什麼。可是每當我發出疑問，他卻總是說服我往自己的內心深處去探究。

眼前還有一道關卡。在我能和沃克一起溜下樓去泡牛奶之前，我要先處理掉那堆黃金四溢的尿布。他沒辦法自行大小便，不換新尿布的話，他就不會乖乖睡覺，也不會停止捶打自己的頭部和耳朵。因此我們從餵食管轉接到換尿布的例行公事。我轉身一百八十度，面對那張破舊的尿布檯。每次這麼做的時候，我心裡就會想，等到他二十歲，而我年屆六十，到時候應該如何是好。換尿布的訣竅是要壓制住他的雙臂，免得他捶打自己。但是你要如何替一名四十五磅重的男孩更換滿溢的尿布，同時壓住他的雙手，免得他去敲打自己的頭，或者更糟的是，他伸手下去抓撓那忽然被解放的紫紅色小屁股，以至於把排泄物塗抹得到處都是。在此同時還要壓制住他的雙腿，以免發生相同的慘劇。一秒鐘也不能鬆懈，而這一切都要在黑暗中摸索進行。

但是我自有一套辦法。我用左手壓住他的左手，把他的右手夾在我的左腋下，如此他便動彈不得。這套程序我做過無數次了，閉上眼睛也做得來。我以右手肘壓住他的雙膝，使他無法彎曲，讓他的腳跟和那塊災難區保持距離。最後我用右手來進行換尿布這個令人不悅的步驟。我的妻子瓊安娜已經無法獨自應付這件事了，有時候會叫我去幫她的忙；但當她呼喚我的時候，我的心裡總是老大不願意。

還有更換尿布的動作，這項艱鉅任務需要動用到〇〇七電影裡軍火專家解除原子彈裝置的超靈敏手法。首先要攤開一塊新尿布並且擺好位置，尿布的柔軟紙層上有獨特扎手觸感的魔鬼氈，真教人難以相信它黏得牢；終於包好之後，我的心頭湧上一股巨大的寬慰感：我們辦到了！這個世界又再度安全了！然後我將沃克的腿重新套回連身睡衣裡。

現在我們可以下樓去泡牛奶了。

我們奮力地走下三段樓梯，一面走，一面從樓梯轉角平台的窗口向外眺望。他的情緒激動不安，因此我輕聲描述夜晚的景象：今晚沒有月亮，並且就十一月來說，算是潮濕的了。

在廚房裡，我著手進行泡牛奶的儀式。輕巧的塑膠奶瓶（我們試用過三種，才找到這個合用的樣式，大得足以配合他不夠靈敏的動作技巧，卻又輕得讓他能夠牢牢握住），經濟包的大罐美強生（Enfamil）（這種散裝給人的感覺挺沮喪的，裡頭含帶許多暗示的意味），以單手巍巍顫顫地滴定幾小茶匙的寶寶樂（Pablum）和燕麥（他能吸入稀薄的液體，我們花了幾個月時間才找出這種一定比例，調配出固定的濃度。我的腦袋裝滿了數字：劑量、溫熱次數、排便頻率、抓撓、哭泣、小寐。）寶寶樂遍灑的粉末形成一片無所不在的薄膜，勾起了每每在夜裡襲來的痛楚：我們是否能再度擁有井然有序的生活？而第二陣痛楚則是因為有這種念頭而引發的羞愧感。我在老是堆疊如山的碗盤瀝水架（我們總是洗個不停，一根量管、一個皮下注射器、一個瓶子，或者是一只量藥杯）之間翻找奶嘴（要正確的那只奶嘴，我在前端加大X型吸孔，讓濃稠的液體能順利流出）和塑膠奶嘴蓋。將奶嘴塞進蓋子裡，當它密合地嵌入，會發出令人安心的「波」一聲。還有那使睪丸萎縮的微波爐。

爬了三段樓梯回到樓上，他依然試著捶打自己的頭部。他為什麼會這麼做呢？是否因為想說話，但卻有口難言？因為——根據我的最新推論——他眼睜睜地看著別人所做的一切，而自己卻無能為力？我敢肯定，他對自己和他人的差異完全心知肚明。

我拿推車推他到姊姊海莉位於三樓的房間裡，我一直都睡在那裡，以便就近照顧。這時候海莉正在樓下，與母親睡在我們的臥室裡，以求一夜好眠。我們像這樣輪流，為了遷就沃克而變成「睡無定所」。瓊安娜和我兩人有八年的時間，不曾好好地連續睡上兩晚，而我們倆白天都要工作。在過了最初的六個月之後，我不再去注意到自己究竟有多累：我的白天和夜晚已經混為一氣，再也沒有分界線了。

我把他放到床上去。真該死，我竟然忘了餵食泵！我拿枕頭將他的四周團團圍住，免得等會急忙到隔壁房間，他會爬出床外或者掉到床底下。別忘了4 C.C.（還是6 C.C.？）的水化氯醛，那是幫助他睡眠及安撫自殘行為的處方。（有一回我自己嘗試服用一劑，那勁道直逼雙份的馬丁尼。威廉．巴洛茲〔William S. Burroughs〕年輕的時候，就因為嘗試服用這種藥物，而被學校退了學。）重新設定餵食泵，那熟悉又微弱的反覆嘎吱聲又開始啟動了，它是沃克在夜裡跳動的脈搏。

我終於可以在他身旁躺進被窩，把扭動著身軀的孩子拉進懷裡。他又開始捶打頭部。我們已經知道，沒有任何可行的物理方式能阻止他，於是我用巨大的右手抓住他小小的右手，這個動作使他將左手高舉到另外一只耳朵旁。「他對於找出傷害自己的方式真有天份。」那天他的老師這麼對我說。我左手繞過他頭部，抓住他左手。他開始用右腳跟踢自己胯下，踢得如此用力，連我也忍不住畏縮了一下。我用粗壯的腿壓住他那細瘦的腿，然後把我右手（他右手還緊握在我這隻手中）擺放在他的左側大腿上，不讓它亂動。他比外表看起來要強壯許多，身體看似細瘦，其實如岩石般堅硬。假如沒人阻止，他有本事把自己的耳朵搗爛。

當然了，一切方法也可能完全無用。每隔一陣子，水化氯醛會產生反彈作用，讓他變成了咯咯傻笑的醉鬼。而一小時後得重複上演整套程序的情況，也經常發生。當他感冒了（一年約莫有八到十次），每隔二十分鐘就會咳醒。有時候沒有原因便連續哭上好幾個小時。有許多個夜晚，所有的方法沒一個管用；也有許多夜晚，他精神奕奕，嘻笑玩鬧，在我的身上爬來爬去。儘管我疲累不堪，卻一點也不介意度過那樣的夜晚：他的視力極弱，但是在黑暗中，我們倆誰也不比誰強，我知道這一點讓他覺得很開心。在黑夜裡，有那麼一段時間，他和其他活蹦亂跳的小男孩沒兩樣。在我訴說著這些的同時，淚水正在我的眼眶裡打轉。

今晚有幸運之神眷顧：我可以感覺到他十分鐘後便鬆懈了下來，不再發出咕噥聲，輕輕地撫摸著奶瓶，翻過身去，瘦小的屁股擠到我臂部旁邊。這是明確的跡象，他睡著了。

我也隨即入睡。由於這些揮之不去的夢魘——多年來擔驚受怕，與疾病纏鬥，長期睡眠不足，還有他在我們的生活中製造出大災難，對我們的婚姻、經濟和精神狀況都造成威脅——我殷切盼望著他那潰不成形的軀體蜷臥在我身旁、沉沉入睡的時刻。這短暫的片刻，我感覺自己像是一個普通小男孩的父親。有時候我把它當作是他送給我的禮物——一點一滴地分送給我，好教我知道這些禮物有多麼難得又珍貴。沃克，我的良師，我最親愛的、迷失又殘缺的孩子。

最初的那幾年，在沃克七個月大、被診斷出罹患有ＣＦＣ症候群的時候，每回去看醫生，罹患此疾的估計人數總是不斷改變。醫療專家——起碼是那幾位對ＣＦＣ症候群有研究，或者知道它是什麼疾病的醫生們——和我們一樣都還在探索。這種疾病的名稱綜合了該症候群最明顯的幾個症狀：cardio代表著心臟的持續雜音、畸形與肥大；facio臉部畸形，這也是該症候群的重大特徵，突出的額頭以及下斜的雙眼；cutaneous意味著皮膚坑坑疤疤。一位遺傳學家第一次向我描述此種疾病時，他說全世界還有八名孩童罹患ＣＦＣ症候群。八名，這怎麼可能？這消息有如晴天霹靂，一下子把我們拋向未知的外太空。

但是我們的醫生在一年內，開始仔細搜尋所有和ＣＦＣ相關的醫學文獻之後，告知我一共有二十例，因為在義大利又發現了數起。然後是四十例。（數目改變的速度之快，讓我不禁想訕笑醫生們：他們是受過訓練的醫學專業人士，應該比我們更有早見之明。）自從一九七九年，首度公開在三名病患身上發現此疾之後，共提報有一百多起CFC症候群的病例；有些估計數值更高達三百例。關於此疾的一切依然成謎，是一個未知數；它甚至到一九八六年才有了名字。該症候群的嚴重程度及種類範圍甚廣（有些研究者相信CFC症候群病例可能高達數千起，但是其症狀不甚明顯，因此病情並未引起注意），有些CFC症候群病童會捶打自己，但是大部分的患者並無此項徵候。有些會說話，或是以手語示意。除了少數幾個之外，其他的患者全有輕微到嚴重程度的智能發展遲緩。心臟缺陷的程度從嚴重到輕微不等（沃克有輕微的心臟雜音）。他們的皮膚通常對於碰觸很敏感，甚至到了極為痛苦的程度。和許多CFC病童一樣，沃克無法輕鬆地咀嚼或吞嚥，他不會說話，視覺和聽力都受到損害（他的視神經狹窄，一隻眼睛的情況較另一隻嚴重，單薄的耳道不斷受到感染）；他瘦如皮包骨，搖搖晃晃，以醫界術語來說，這叫做「低肌張」。

和幾乎所有的CFC病童一樣，他沒有眉毛，但有稀疏的鬈髮，高聳額頭，眼距寬大，耳位偏低，還有一種迷人的樂天性格。當他年紀漸大，這些CFC的特質也會變得更為顯著，更「迥異於常人」。我以為我兒子不過是該狀態的一個典型例子，結果我錯了，所謂的典型並不存在——至少不是沃克。

症狀也沒有任何改變。目前他在心智及發育上，都已邁入第十三個年頭——連下筆寫出這些字句，都令我驚恐不已——而他的實際狀態只有一到三歲。他的生理狀況比許多CFC病童要來得好（不常發生癲癇，也沒有腸潰瘍），認知方面則稍差一些。他應該可以活到中年，而這要算是幸或不幸？

先不提幾項新發現的遺傳方面細節，以上這些就是目前醫界所確知的ＣＦＣ症候群全貌。它不像自閉症那樣受到廣泛研究，大部分ＣＦＣ病童的家長，比小兒科醫生更清楚這項疾病所帶來的磨難。ＣＦＣ症候群不論在人數或是政治影響力方面，都與唐氏症難望項背。後者在北美洲有三十五萬餘名患者，每八百名新生兒之中便有一例發生，而ＣＦＣ症候群則是至少每三十萬名新生兒之中才會出現一例，其機率更可能低達一百萬分之一。美國國家衛生研究院所屬的罕見疾病局將ＣＦＣ症候群形容為「極度的罕見」，排名遠在統計數據的最末端；它和一些奇特的基因異常疾病齊名，例如東氏症候群（Chédiak-Higashi syndrome）——一種由血小板功能及白血球異常所引起的出血疾病，已知病例僅有二百例，部分原因是罹患此疾的新生兒存活率實在太低了。

在撫養沃克的過程中，我心頭的疑問也不斷滋生。我經常想要把這個故事告訴別人，說出這場奇遇是如何地五味雜陳，或是當我不在黑暗中掙扎時，我又注意到了什麼。但是有誰能對這種異樣人生感同身受，領悟到在這個生命中罕見的奇異角落裡，會忽然找到自我？十幾個年頭過去，我才遇見另一個和他一樣的人。

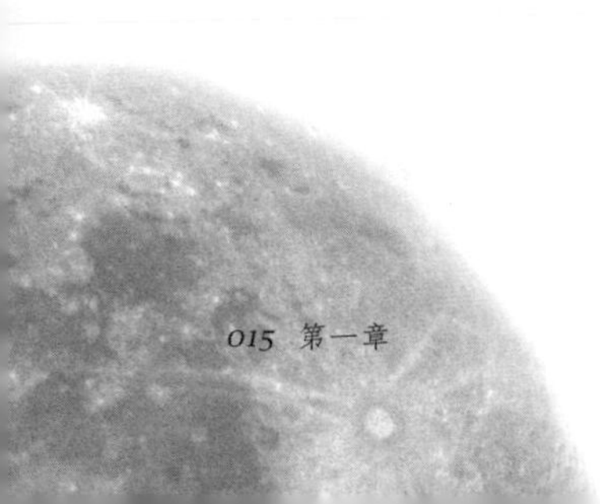

第二章

初期，我意識到兒子能讓我的心情變好，我對他不尋常的情緒極性有反應。在許多個日子裡，甚至是現在，會出現這樣的模式：

我下班回家，感覺疲憊不堪（可能源自於前晚整夜沒闔眼地陪著他），甚至是累攤了：我不但沒把事情打理好，連打起精神都辦不到。天色漸漸暗了，沃克在和從小一手照料他的保母奧勒佳玩。她的姓氏是達維拉，但是對我們來說，她永遠只是保母奧勒佳。要是她帶他去外頭散步了三個小時（他好喜歡去外面），回家後累得沒辦法給他洗澡，我會自己來。我以前都隔天幫他洗一次澡，在他還跟我們住在一起的時候。幫他洗澡讓我又做回了父親的自己。

我先放洗澡水，到樓下將他從奧勒佳身邊帶過來（他老是跟著她到處跑，從廚房跟到地下室的洗衣間，再回到廚房，偶爾穿插幾趟隨意的自由行程，從客廳、飯廳、鋼琴、前廊，串連到我們這狹隘的市區住宅樓梯，樓梯是他最愛閒晃的地方）；迫不及待地替他卸下衣物的束縛（那些鈕扣、拉鍊，解決將他的僵直手臂從袖子裡拉出來的幾何難題，讓他保持站姿，並在我彎腰低頭去解開他的鞋帶時，要當心別讓他一屁股跌坐到地板上：早知道就買魔鬼氈的鞋款，而不是這種繫鞋帶的）；扔掉尿布，必要的話先替他清理一番。大功告成。將他抱進澡盆裡，一面眼睛緊盯著他不放，以免在我一下子脫光衣物、跳進水裡和他共浴之前，洗澡水把他給淹沒了。

接下來，我們斜躺在浴缸裡。他光滑的裸背倚靠著我的胸膛，情緒沉靜得有如一池湖水。他的乳頭很小，差不多只有鉚釘大小；它們讓我很不安，我也說不上是什麼原因，只是胡思亂想。

他的肩胛骨和背部骨骼軟得出奇，像塑料般可以彎曲，彷彿上面覆蓋了某種神奇襯墊。手臂和大腿的皮膚摸起來也幾乎像是人造的，太多襯料且不夠潤滑；細胞暴衝、過度生長，基因錯誤的直接影響，造就了他的這副模樣。

他的身體變化如此緩慢，我常忘記有哪些地方已經不一樣了。他的年紀越大，畸形體態便越明顯——當他還在襁褓之中，醫生便警告過我們這點。他現在有個以前從來沒有的小肚腩。他小時候的體型直溜溜的，而現在腰際堆了約有四分之一吋厚的一圈肥肉，就像襪口往下滑而堆出的褶圈，皮膚比起嬰兒時期還要柔軟，彷彿時光在他身上倒流。

早在他還是嬰兒的時期，洗澡讓他很不開心。但是假如你調對了水溫，然後靜靜地坐在他身旁，時間久了之後，再慢慢將熱水注入冷掉的洗澡水裡，他便能逐漸安靜下來好好享受一番。不過好景不常，這種情況只能維持到沖洗頭髮，或是直到另一種新的厭惡感受出現：CFC患者厭惡新刺激，他們的神經似乎長期處於燙傷的狀態。時日一久，他喜歡上了洗澡水；它似乎能幫助他解放鬆垮無力的四肢，減輕地心引力所造成的負擔。諷刺的是，水分正是他致病的肇因之一：子宮內羊水過多，在他出生之前，醫生便已經將部分的羊水吸取出來；還有腦部積水過多，填滿了他那些過大的小腦孔隙。

他在泡澡時比較常笑開懷。當然我喜歡想成是因為他和我在一起，才會那麼開心，這種想法多荒唐。不管和誰在一起，他都會如此開心地笑吧。

又是新的一天。今天早上，早餐時間還沒到我們就起床了，其他的人都還在甜蜜夢鄉中。我們開始讓他隨自己的意願而起床，賦予他一種擁有選擇權的幻覺。沃克和我在廚房裡，我正對他的身體部位做每日的例行清查：耳朵（他的耳朵因多次自毆而靡爛，十分容易受到感染），鼻子（這就別問了），大致的健康狀況。他在玩一個小口袋，裡面裝滿了汽水易開罐的拉環。那是奧勒佳收集的，我不知道她為什麼要收集這些，但是總數肯定有好幾百了吧。這些都被安全無虞地包裹起來，收藏在家裡，等待某種奧勒佳因時時擔心而做好萬全準備的大災難到來。

那場大災難有沒有可能是，終究有那麼一天，她不會再出現了？奧勒佳是我們的救星。我們透過菲律賓的保母小圈圈找到她的時候，她正在照顧一位知名資本家的瀕死母親。當時海莉一歲大。奧勒佳被迫離開位於馬尼拉的護理學校賺錢養家，後來便到世界各地去擔任看護工和女傭。兩年後，沃克來報到了，一開始就棘手不已，然而奧勒佳對他袒抱提攜。他簡直就是她的小號翻版：短小精幹，十分熱情，不易分心。她為他洗滌衣物、打掃房間、餵藥和餵食、換尿布、帶他連續散步幾個小時，然後哼著安眠曲哄他入睡；就算她沒有全部親自打理，也會當我們的下手。她洗衣服的認真勁兒，好比朝聖者舉行宗教儀式，完全的一絲不苟，每天至少要洗上兩次。只有在夜裡、清晨和週末，奧勒佳回家去了，這屋子裡才會缺乏那麼一點的安全感：我們又只能靠自己了，奧勒佳已不在左右。沒什麼事能讓奧勒佳驚惶失措，不管是尖叫、病痛、污穢或災難。她寫下一切和沃克有關的細節——排便次數與種類、散步的時間、他的情緒、每日四回的用藥與劑量、暈眩和痙攣，奇怪的譫語，我們來來去去的行蹤——這些全記在她擺在微波爐上的活頁記事本裡：

十一月十九日上午

沃克．布朗

十點三十分——三氯乙醛

十一點——Peptazol（抗潰瘍藥物）／克敏能（Claritin，抗過敏藥物）／里斯比妥（Risperidone，抗精神病藥物）

排便＝有＝中等＝正常

洗澡＝有

她若不是在照顧沃克，便會給海莉抓背抓腳。海莉叫她奧勒絲。她並未取得任何特殊資格，足以照料像沃克這麼棘手的孩子，這需要有無比的耐心、豐富的想像力、異常的幽默感、絕對可靠、熱愛手機、以及對於他人需求一視同仁的寬大胸懷。當沃克很難得的睡著了，她會坐在廚房餐桌旁，津津有味地讀完家裡的每一份報紙。她正好是我這個年紀。每隔兩個月，她和另外四十位菲律賓的女性友人會結伴參加旅行團，搭巴士一路玩到奧蘭多、拉斯維加斯、紐約市，或者是大西洋城再回來，前後一共五天的時間。回來以後，也許連沃克都感覺有如在度假。

沃克拿在手裡亂甩的裝有金屬拉環的小袋子，現在已經成了一團爛金屬泥：他又扯又抓又捶地，在那雙牛腹肉排般的手中玩個不停，像是機器人的念珠，帶給未來平靜的玩意兒，活像是《銀翼殺手》裡的場景。我不知道他為什麼這麼做，也不清楚這對他來說有什麼意義；我應該覺得滿意，因為我得到一項確定的答案，那就是他喜歡摸袋子，超級喜歡。對於一個像沃克這樣的孩子來說，這件事非比尋常：他擁有自己的生活，個人的秘密世界，向來是如此。這帶給他一種沉潛的成人氣質，即便他還是個孩子。他有事要忙，有東西要擠壓。

這是否因為柔軟的塑膠底下包覆著鋒利拉環，一次提供兩種相等但具有反差效果的感受呢？也許裝滿了拉環的塑膠袋，就是沃克所謂的負面能力，以一種客觀的相互關聯，將濟慈（Keat）完美的相等並且相反的理念，同時兼容並蓄地納入，而不必二擇一。一種簡化到生理層面的概念，又或者是我在延伸其意義。他讓我毫無選擇，只能以這種方式深入瞭解他的內心。我和他相處的每一刻，都是在攜手打造出我們的世界。你好嗎，沃克？你過得好嗎？啊，你在敲打那個裝滿易開罐拉環的袋子，想找出一點韻律節奏是吧。是這樣嗎？

這不算度過時間最悲慘的方式。

只要和他有關的事，我都勉強自己去接受，除非事情真的嚇壞我，但偶爾這兩種感受會同時出現。今天，在我們還沒抬著沉重的腳步，手扶欄杆一步一步下樓去之前（他總是喜歡先跨出左腳），我們在他的房間打起了枕頭杖，一共打了二十分鐘，我從來不知道他對一件事的熱度可以持續這麼久。十年來頭一遭，我發現他愛死了被枕頭拍打。多麼令人驚訝——我怎麼會沒有注意到——又令人開心，時間拖久了是有點無聊，但是總的來說很開心，因為他快活得不得了。在水合氯醛尚未在體內發揮功效之前，他站在床邊試圖排便（他的晨間功課，一下了床，嗯！），面無表情的臉上出現排便時的特有神情（這個動作的確有其特殊表情），既暴躁又氣惱，在G管處搓磨著手指頭，彷彿那是個露天礦坑，但不至於抓破皮，只是些微磨擦，就沃克自殘的標準來說，這不算什麼。該處的皮膚蒼白又有刮傷的痕跡。我想那應該很難受，但是他卻好像毫無知覺，這是CFC症候群的另一項症狀。不管怎麼說，我喜歡和他一起走下樓來，感覺活像是有了進展。我討厭他的房間，那個位於三樓，被人遺忘的藏身處。我討厭鋪滿整間地板的淺藍色地毯，還有大象巴巴（《Babar》，兒童電視節目）的海報（一成不變，和他一樣），以及那座嘎吱作響，隨時會四分五裂的木製皮帶架（他從沒找到適合身材的皮帶，小到他那細瘦雙腿上方的小腰圍也合用）。好幾個五斗櫃（樣式各異，宜家家居買的籐製品）塞滿了我們捨不得扔掉的衣物；那張價值一萬元的紗帳床像個祭壇般，盤據在一面牆邊，一頂紗帳包覆住床緣，以免他演出脫逃記；一千二百元的不鏽鋼點滴架矗立在房間一角，活像是被人冷落的柏帝大叔（Uncle Bertie，熱門的網路廣播喜劇《Trampoline Bouncing With Uncle Bertie》主角。這個也丟不得，以免哪天發生緊急狀況，我們會再用到：天哪，我們會再用到它嗎？）；小時候母親送我的搖椅現在已經壞掉了，這是她和我兒子之間僅存的少數幾項聯繫之一）。當然少不了還有小丑克萊倫斯，那塑膠製的駭人小丑頭可以分部拆解，眼睛、鼻子還有嘴。克萊倫斯和你說話的同時，你可以一面重新組合他的臉部表情，悲傷、快樂、幾何立體，或者是恐怖份子造型。它是否想表達，一個臉部能被重組和破壞的玩具，應該會是我那畸形兒子的最愛？或者是玩具的電子聲音可以任他開關自如，不像他自己的聲音那樣？請你告訴我。我討厭他的房間，因為那裡就像是一座過時的博物館，一個沒有進展的地方，就像我的兒子一樣。

他有一副老拳擊手的體態：方方正正，是真的，就像個直立的矮箱子。他的手臂被硬梆梆的織布管子給套住了，使他的手肘無法彎曲，以免他一天到晚打傷自己的頭部，或者是練出更大的二頭肌，但是他的前臂肌肉很結實。他有張寬下顎的臉型，臉頰飽滿：缺乏用來說話的下頦。鬢髮，但是沒有眉毛，光禿禿地像個外星人。鼻子扁塌，此症候群（還有其他許多疾病也是）的特徵。厚唇，特別是下唇，「展開的」醫生在他還小的時候這麼形容。方方的牙齒，因為配方奶的緣故而泛黃，但沒有蛀牙。手套般的雙手，就他的體型來說算頗大。他現在越來越常戴的那頂安全帽是寶藍色的，一種打磨光滑的海綿橡膠，強風會順其形而吹掠過。上面附有彩虹顏色的繫帶，意圖包容萬象（在外界的眼中，沃克和變性人一樣奇怪嗎？我有時心裡會這麼想）。他會揮舞手臂去傷害自己和他人，用頭敲撞，他甚至會任意地拍打我們養的邊境犬吉妮，而她卻不會因此記恨，我自己也是，向來都選擇相信沃克。

現在家裡有四分之三的空間都被他的東西佔據了。他慢慢擴展領地，但是自從幾年前，也就是他十一歲的那年，他搬到團體之家以後，領土卻絲毫沒有縮減。他在那邊住一週半，然後回家待三天。沃克的世界在我們的維護之下，並沒有絲毫改變。因為我們永遠不會讓他離開我們，即便他想要這麼做。在他位於三樓的臥室旁邊，有一整個房間專門用來堆放那些他從沒碰過的玩具，以及沒穿過的衣服——這些都是我們期盼落空的歷歷佐證，一心相信這種或那種玩具可以將他拉出那個自我封閉的世界，走進我們大家的生活。只是幾乎沒有發生過。

別人送給沃克的衣服擺滿了一個又一個抽屜，有些太多繫帶或是鈕釦的衣服，或者布料的質感不適合他那超敏感的皮膚，這些都是來自大夥兒的好意，他們絞盡腦汁地考慮，究竟要買什麼給我那個古怪的殘障兒子。那座價值一百元的恐龍城堡，假如他上來這裡時看到它的話，平均一個月大約只能得到他五分鐘的青睞。「好好先生」玩偶，你一按它的肚子，它就會說好話：「親愛的，遙控器就交給你吧，只要能在你身邊，看什麼我都無所謂。」這個只吸引他十五秒鐘的注意力。不過我太太倒是給逗笑了。

另一方面來說，一個黏在紙盤上的舊薑餅屋所殘留的山牆——硬得像石頭一樣，早就不能吃了——卻是每次出現都會吸引住他的眼光。還有一塑膠袋的聖誕節裝飾品也一樣，這也是奧勒佳的發明，他一天可以揉捏幾百次。油畫板、球類、仙女棒、汽笛、塑膠黏土、遊戲練習板、「黃鼠狼跑出來了」玩具箱，多到足以改變非洲未來的成堆教育性玩具、玩偶、填充動物、道具服裝——全都像是恥辱的標記，奄奄一息地躺在成排的白色洗衣籃裡。地下室那個儲物用的三溫暖室（誰有時間去享受三溫暖？）堆了更不尋常的物品，真正嚇人的玩意兒，那些都是各層級政府機關的社福部門提供給治療師使用，之前社服人員來家裡訪談時，帶來借給我們的。沃克小的時候，往往我一進家門，就會發現一位年約三、四十歲的女子，身穿丹寧布連身工作服，坐在我家客廳地板上，輕輕地拍打沃克，刺激他的臉頰，擺弄他的雙手，耐性十足地重複發出同樣的聲音，或者一而再、再而三地做著相同的動作。每當我回家看見這一類的女子，心裡就會同時湧起兩種情緒：一是椎心刺痛，因為它再次提醒我，我有個需要如此協助的兒子；另一種是強烈的希望與感激之情——也許這次療程就是突破的關鍵，讓他踏上回歸正常之路。直到現在，每當我看見他身邊又出現一位生氣勃勃、百折不撓的新面孔治療師，這兩種感受還是會陡然出現在心中。

比方說到現在為止，三溫暖室還放有一組黃色塑膠的桶子，每個都有三吋高，在底部各有不同的小裝置。例如其中一個附有陰陽輪，一個黑白兩色的轉輪，上面有個轉動用的旋鈕。我可以瞭解陰陽輪的用意：嬰兒對於對比很有反應，黑白兩種顏色的反差。在陰陽輪的邊緣附有一圈金屬鉚釘，每當陰陽輪轉動時便叮噹作響。叮噹叮噹叮！有那麼一點尼泊爾和西藏的味道。那對我的小菩薩來說會有用嗎？然而那個裝置是在裡面，就在黃色水桶的底部。桶底還有兩個孔，可能是方便手指頭攫取，也可能是口水排出孔，或者兩種功用兼具。我從來都沒真正搞懂這玩意兒要如何使用，我也沒看見它能吸引沃克的注意超過兩秒以上——不誇張，連兩秒鐘都不到。然而我們還是留著它，因為也許（正如先前所述）這就是那個神奇水桶，那個能改變一切的奇妙裝置。

黃色桶子的外面印有一張紙標籤：

優良的動作發展器材
扭轉、旋轉並且學習
完全協調模組第十號

在那下面有橡膠印章的墨水印：

都市特殊計畫（展望）

我不知道哪一項更叫人沮喪，是它那難看又笨重的設計，令人無法理解的手指／口水孔、官僚作風的戳印（第十號，許多種類的其中之一），完全協調設計（說不定四分之一模組的效果會更好？），或者是那個加倍官僚的部門（展望），隸屬於更高層級（都市特別計畫），並根據再上一層，那個更為龐大且無所不知的省級和中央政府計畫的推論，環環相扣，全知全能，然後一級一級地往下推，最後到了最小的管轄內單位，家庭，於是我們便接收到了這個既小又醜、粗糙怪異又笨重，並且還有兩個孔的黃色塑膠玩意兒，這整組系統專為我那個無法進步的殘障兒子所保留。

原本要帶來感動希望的標籤，卻使人徹底絕望，還有它所反映出關於人性的原始粗糙概念（刺激／回應，好／壞，開／關）。又或者樓下另外那四組黃色塑膠桶，看起和這個相同，實際上卻不同？一架有旋轉螺旋槳的飛機、一個繫著可轉動領結的小丑、一把花莖搖擺的花束，全都是老套，因為兒童對於老套的把戲很有反應——至少一般正常的兒童是如此，但是不包括沃克。每個黃色水桶都一樣難以操作，這一切都暗示著我們對兒童的實際發展，瞭解得有多粗淺，所知又是多麼有限。但是可以堆疊；這些桶子有個好處，就是它們可以上下堆疊。我明白可堆疊的意義，對於一個充滿無用之物和失望的房子，可堆疊性有多重要。

每回我看到那些黃色的遊戲桶（我把它們堆在三溫暖室裡眼不見為淨），在它們的瑣碎細節裡，我看見了沃克一生的歷程。這僅是教育委員會、特殊協助委員會、特殊開發團體所借給我們的新奇玩意兒之中幾項——出借而已！這是希望我們能夠在問題解決之後，清洗一番再還給他們，好像問題真的會有解決的一天。彷彿當那天來臨，我們有辦法在堆積如山的玩具堆裡把它們找出來，查出它們分別來自哪十幾個機構，找出現址、清洗完畢後打包載上車。也許沃克也會一起來，跟我們一起開車把它們送回去。多麼美妙的夢想！真希望事情的結果是這樣，天曉得我有多盼望。

事實是黃色水桶還繼續待在三溫暖室，到現在我依然心存愧疚，那是另一項我沒時間去完成的艱鉅任務。有一套目標清楚的系統，專為教導沃克學習技能而設計。視覺敏銳度！大肌肉動作技能！手部聲音連結！把手指頭伸進一個該死的孔的能力！我為什麼就不能遵守這套系統？其他的家長一定都有照做，所以系統才會如此設計，因此有一度我也就不管三七二十一地相信了。

就別提那套系統啥也沒教會我的兒子。

這些出借與竊取的裝置中，最令人百思不解的是一個紅白兩色的角錐形盒子。這個玩意兒上面也有個膠帶薄膜標籤：

特殊兒童專用玩具

塑膠三稜鏡

登錄編號第五號

角錐形盒子的三個長側面是紅色，頭尾蓋子是白的。五個面中有四個是為了以不同方式刺激「該兒童」所設計。有一側是面鏡子，鏡面磨損得很嚴重，看起來像是一堆補釘，但依然是面鏡子。

另一面有兩個按鈕，分別裝在一個燈的兩側，燈則安裝在一個討厭的圓圈之中。

第三面也同樣令人沮喪，由一些紅色小燈排列出一張笑臉；在笑臉下方有個不會滾動的木製滾輪，但是你一拉，它就會發出喀噠的聲音。

最後在這個玩意兒的底部有一條線，原先設計是只要一拉，笑臉的燈光就會亮起來。然而在我看來，那些燈應該從來都沒亮過，但是那應該就是其理論。這個理論是假如「該兒童」拉繩子，燈會亮起來，該兒童便會受刺激吸引，將手伸向笑臉底下的滾輪，然後滾輪就會變成他的小鼻子。這種裝置的設計意義和理論由一種公式呈現：

繩子＋燈光＝與聲音／噪音有關聯的臉部認知

那麼這項玩具的目的就是要教沃克將臉部與聲音連結起來，在他心中植入一個概念，也就是臉部和聲音可能有關。至少我想得到的就是這樣。我想打電話給製造商，問清楚這玩具能教導什麼給我的兒子，那個在我把臉貼近他並輕喚他的名字時，有時候會對我微笑的孩子，但是玩具上並沒有製造商名稱。也許這樣做太離題。

我依然記得那一天，沃克還是個嬰兒的時候，我太太想到一個點子，在家裡每個樓層都放一個玩具籃。我當時認為那真是個絕妙主意；我以為這樣就能把問題解決了。但是過了這些年，玩具籃還是擺在那裡，塞得滿滿的，正如我們一樣。

第三章

讓沃克的小兒科醫生，諾曼・桑德斯（Norman Saunders）醫師懊惱的是，在瓊安娜生下一個早產五周，並且顯然有問題的新生兒之後，醫院竟然沒有儘早通知他。那天的情況的確有點不對勁。那是一九九六年六月二十三日，星期天。我當時在工作，主持一個每週一次的三小時公共廣播節目。瓊安娜在節目開始後的第二個小時打電話給我，她要生了，聲音聽起來只稍微失去了一點平日的冷靜。我那個專門研究婦女健康的兄弟開車送她去醫院。我結束工作後，到那邊和他們碰頭。她的醫生正在休假，生產過程將由醫生的搭檔，一位叫路克的溫和高個子醫生來進行。沃克的狀況當然不是他的錯，但我還是從沒原諒過他。

那天還有一點不太對勁的地方，除了我太太的醫生休假之外，孩子一出生，便重重地跌進婦產科醫生手裡的模樣。他臉上有一種奇特的挫敗表情，彷彿明白什麼地方出了問題。孩子的皮膚泛黃，像是患了黃疸病。肺部無法正常擴張，實習醫生隨即將他放到一張桌子上，接下來的幾分鐘，他們把氧氣罩按壓在他的小嘴和鼻子上。後來有好幾年，我一直在想強迫式吸入氧氣是否造成他日後的發展遲緩──是有這種可能性。「呼，」過了一會兒，我聽見那位高個子實習醫生對他的同僚耳語：「當他吸氣的那一刻，我真高興他終於開始呼吸了。」從那一刻起，我心裡七上八下的感覺就沒停過；從那天起，這種憂慮在沃克的生命中便如影隨形。他生命中的轉淚點。從一開始，徵兆便很明顯：那一頭怪異的狂野鬈髮，在長型頭顱上方堆成一排，這並非正常狀態。有一天我騎腳踏車經過他出生的那家醫院，差點忍不住朝它吐口水。我痛恨那個地方，厭惡那建築的黃色磚塊。但是憑良心講，他是早產兒，缺乏活力是理所當然的（這個階段還沒人發現有ＣＦＣ症候群的跡象）。他拒絕母親的哺乳，一顆睪丸在腹中尚未降下，而且只能睜開一隻眼睛。然而兩天後，當他首度接受山德斯醫生的檢查，孩子的體重增加了三百公克。

即使在那第一次的門診——現在我看了沃克的病歷之後才明白——桑德斯醫生便開始在我兒子的病歷表上加註一些奇怪的細節。上顎反常過高。肌肉張力過低。眼瞼組織短小，或者是眼睛無法閉合；耳朵翻轉，位置過低；鼻樑上的皮膚有一道皺摺。海莉小時候是個人見人愛的嬰兒，桑德斯對於她的弟弟就沒那麼熱情了。

兩天後，沃克增加的體重幾乎都掉光了。瓊安娜誰也不理，沉浸在荷爾蒙的催眠狀態，一心只想設法讓她的兒子進食。他似乎無法吸吮，並且要花上一個小時才能消化半盎司的奶。他把奶喝下去之後，隨即又吐了出來。他的身體不想要活下去。「我們是真心想讓這個孩子活下去的，不是嗎？」一天早上，我們又去到桑德斯醫生的辦公室時，他厲聲地說。我把這句話想成是個反詰的問題。

桑德斯的問題背後隱藏一種並未言明的含意：如果我們沒有竭盡全力去做，這孩子將無法存活；你希望付出那些努力，然後承擔接下來的後果嗎？就算他是直接了當的提問，我還是無法想像除了肯定的回答，我還會有什麼其他說法。全世界所有的道德理論都無法改變此刻的壓力：哭哭啼啼的嬰兒躺在檢查台上，膨脹的腹部，醫生難掩的擔憂神色，他的父親手足無措地站在一旁。這個活生生的孩子的吶喊與需求。

只有在後來，每當夜深人靜，纏鬥幾個小時只為哄他入睡，卻發現自己輾轉難眠的時刻，我才會偶爾思考著，他這一生讓我們付出了何等代價，並且是否有其他的可行方法。當時醫生是不是在問我，我是否想放手讓沃克走，讓他依循大自然的法則自生自滅？清晨四點，我坐在我們位於市中心的小房子後台階上，抽菸想著那些不該有的想法。犯罪的，或者至少是不尋常的想法：要是我們沒有盡全力去做呢？要是他病了，而我們卻沒有努力讓他康復呢？不是謀害生命，只是依循自然法則。即便當我在心裡盤算著這些惡行，我明白我根本無法付諸行動。我並非在自我吹噓，我的猶豫與道德無關。那是一種守舊的、出自本能與自然的強烈欲望；害怕某種特定模式的失敗，害怕我漠視他的身體需求的微弱呼喚，因而帶來報應。無論如何，我都感覺像是被上了籠頭的馬，能感覺到未來沉重悲哀的日子在前頭等著我，就像是風雨欲來的感受。在某些夜晚，我甚至敞開雙臂歡迎它們的到來，而最後到來的是我無從選擇的命運，我逃避不了的宿命。那種想法裡有微光閃爍，也就是向無可避免的未來投降而獲得解脫。若非如此的話，那些夜晚會是我此生的夢魘，我無法解釋為什麼無力去改變。

在沃克還沒來到這世界，而我們的大女兒海莉已經出生的那段時間，妻子和我有過一般現代夫妻的對話，討論著是否應該再生一個。我愛海莉，擁有她是我此生最美妙的遭遇，但是我不確定我們是否養得起第二個。我希望在未來海莉和我們發生爭執時，能有人和她站在同一邊。我也喜歡擁有大家庭的想法。但是瓊安娜和我都是作家，我們的手頭從來不甚寬裕。我想要確定我不必放棄雄心大志。有位朋友說，告訴你太太，你不想當個家庭主夫。我把這番話對瓊安娜說了，她的回答是，我知道。其實我擔心的是我的滲透性，我易受影響的特性；你可以說我是個沒有主見的人。當然也因為這是個重大決定，把一名小孩帶到這個世界上來，這是生命中的一大步，結果可能是失敗，或者更慘的是心碎。在我年輕的單身時光，常見到夫妻在大街上吵架，或者是在餐廳吃飯時，每隔半個小時才講上一句話。何苦如此？我心裡想。後來我結了婚，看見夫婦被小孩折騰，心裡不禁要想：這又是何必呢？看見帶著殘障小孩的夫妻，更是讓我恐懼到了極點。不是害怕孩子的模樣，而是背後的那份負擔。我想不出來有什麼更糟的事了。是否要有第二個孩子的爭執，最後以這類問題常見的方法解決：順其自然，於是不久後海莉便多了個弟弟。沃克出生的那年，她才三歲。關於沃克不健全這件事，我並未感到全然的意外：他是我的報應，我的修行。打從第一天晚上，我將他抱在懷裡餵奶時，我能感覺到我們之間有道連結，說明我們兩人的關係無法切斷，這是我欠他的。

沃克出生之後，我以為我們會減少多生孩子的話題，但它反而更常出現在對話中：現在瓊安娜朝思暮想地想要第三個孩子。她想讓沃克上下都有正常的手足。她不想讓海莉承受與重度殘障兄弟共同成長的孤寂，他永遠都無法以正常兄弟姊妹的方式來陪伴她。但是這實在令人匪夷所思，於是我開口拒絕了，可是隨之而來的罪惡感就像天氣一般，讓人無法逃避。

沃克出生後的那一個月內，又去看了三次醫生。他成天嘔吐個不停，從來不闔眼休息，他的母親被折騰得不成人形。每次的門診，桑德斯醫生都會做解剖學方面的註記：橢圓形的鏟狀拇指，輕微的瞼麻痺（眼睛小而下垂），眼距過寬（眼睛寬度也過寬）。他總是在我兒子的病歷上寫著科學術語，這樣和其他醫生比較容易明確地溝通。那些都是一絲不苟的字眼，代表著專業等級的精確度。但是沃克．布朗這個男孩卻很難被精確地說明清楚。另一方面來說，現在他的兩個睪丸都明顯可見了，這是一項小小的勝利。

「現在擔心還過早，」桑德斯醫生告訴瓊安娜。他很懂得如何讓那些當母親的寬慰放心，這也是他被公認為本市頂尖的小兒科醫生的原因之一。他年屆五十，身材修長，穿著得體（堅持要打領帶），並且知道如何進行輕鬆的對話。我所認識的大部分母親們都對他著迷不已。孩子們需要追加注射疫苗的時候，她們便會打扮得嬌豔可人地帶孩子去到他的診間。

那些患者有所不知的是，他們摯愛的桑德斯醫生對於罕見疾病及其對於人類的影響，長久以來都抱持著相當的興趣。他的妻子琳恩曾經擔任特教老師。小兒科醫師的收入不如其他大部分的專科醫生，但這是一門有希望的醫學科別：對於大多數的病童，他都能採取快速有效的行動來醫治他們。那些無法治癒的個案，則對桑德斯留下深遠的影響：他在那些孩子們的身上及生命中看見了某種勇氣（二〇〇七年的春天，在他六十歲死於結腸癌的前不久，多倫多兒童醫院的綜合照護中心為他創立了諾曼・桑德斯計劃）。私底下，諾曼・桑德斯十分熱衷十八世紀英國海軍的歷史和英雄。面對一群殘障的兒童，桑德斯成了未知水域裡的領航員，一位探險家。

但是他對沃克的慎重態度卻讓瓊安娜難以消受。她看完門診回到家，手上抓著嬰兒用品袋、嬰兒推車，以及一些用來設法餵食沃克的新設備，搖搖擺擺地走進大門，把兒子交給奧勒佳，並且說：「諾曼的態度真教人生氣。他通常都知道要如何處理各種情況，但是輪到沃克，他就光是盯著他瞧。」

桑德斯只是想要弄清楚，在這孩子略微異於常人的外表之下——先不提他的跛行與成長遲緩——是否顯示出哪種症候群的徵兆。若有的話，會是哪一種？世界上有幾千種醫學症候群，以及至少六千種的罕見疾病。如果光就瞼口狹小（沃克雙眼之間的空隙格外狹小）來說，就有許多種可能性：凡登恩德古伯塔症候群（Van Den Ende-Gupta syndrome）、歐度症候群（Ohdo syndrome），或者是卡能菲爾症候群（Carnevale syndrome）。當時網際網路還算是新發明，遺傳學家每天都不斷歸納一份又一份的症狀清單，這使得診斷症候群的工作變得比以前輕鬆，但也更複雜。就像是在一座種有各式奇花異草的大花園裡，試圖找出某種特定的植物一般困難。

沃克在緩慢又穩定的步調之下，走過了十六週的人生。當他生命中第一個秋天逐漸變成灰暗的冬日，桑德斯開始詳加辨別他的診斷——倒不是說有什麼地方弄錯了，而是有些地方不太對勁。這孩子變得更加敏銳；至少現在他的眼睛會隨著物體轉動，就算他的頭部移動速度很緩慢。他開始會微笑了。醫生認為這是好現象。

但是回到家的夜晚，桑德斯會翻閱罕見疾病的醫學文獻。他不喜歡查閱的結果：有個明顯事例，一份研究報告上附有孩童的圖片，看起來和沃克．布朗幾乎是一模一樣。這種異常疾病最近才現在報告中，一種極為罕見的突發性基因異常，導致一連串相關的綜合症狀產生，通稱為ＣＦＣ症候群。全球在完成人類基因體圖譜方面的研究，還需要未來許多年的努力；它的前身，臨床遺傳學，依舊處於觀察與直覺的探索階段。和其他症候群交互重疊或誤診的症候群比比皆是。顎帆心臟面部症候群（Shprintzen syndrome）看起來像是ＣＦＣ症候群——桑德斯幾乎誤以為是如此——但是其實不同：那些病童長有眉毛。努南氏症候群（Noonan Syndrome）較ＣＦＣ症候群常見許多，許多症狀也相同，但是通常會引發程度輕微許多的生長遲緩。克斯提洛氏彈性蛋白缺陷症（Costello Syndrome）也是如此，差別在於克斯提洛氏症的病童有較為「不明顯」的特徵（誰知道那是代表什麼涵義），並且比ＣＦＣ患者更容易罹患某些癌症。許多遺傳學家相信克斯提洛氏症和ＣＦＣ症候群都是努南氏症候群的變種；其他人則堅持這些都是種類各異的異常疾病。我的太太和我一直希望有人能把情況說明白，而且能有所幫助，但是那些遺傳學家所確知的唯一一件事，就是他們的所知有限。

到了一九九六年的秋天，根據諾曼．桑德斯的研判，沃克幾乎擁有ＣＦＣ症候群的全部症狀，其中可能會帶來的後果令人不敢輕忽：學習困難、聽力喪失、智力缺陷、語言障礙。社交技能可能會勝過智力發展，一位研究員分寸拿捏得宜地記錄了下來。百分之十的患者會在青少年時期產生精神方面的疾病。

那年的十一月，桑德斯將沃克的病例轉介到兒童醫院的遺傳學科。在家裡，一開始針對早產兒所產生的擔心，搖身一變成為不分日夜的漫天憂慮：我們的兒子不知道哪裡出了問題。

每位病童的家長都忘不了被告知去看遺傳學科的那一天，那是診斷地獄的第二層。到了這時候，關於治療的健康問題，已成了科學問題，和遺傳學密不可分。我還記得那天夜幕如何在四周落下，時間凝結了，靜止不動。在細胞分裂的早期過程中出了差錯，我們得回頭去找答案。這種震驚猶如在大海裡弄丟了結婚戒指：你知道它不見了，一去不回頭。這不是我們有能力修補的問題，必須追溯到古老的源頭。沃克曾是緊扣生命的一環，但是轉眼成了進化過程中所出現的紕漏。我痛恨這種想法，但是現在我明白了希臘人所說的命運。忽然間，地球似乎停止轉動，而我一下子老了十歲。

兒童醫院遺傳學科門診所在的那棟建築看起來像是一艘太空船：不鏽鋼、一塵不染，沒有一絲刮痕或裂隙。通常我們帶沃克去看診的地方，不論是門診、急救部門、學會或療程中心，都像是小型的瘋人院般亂成一團，孩童以各種不同的音調同時放聲哭喊，母親們焦急氣惱，社工們抱著記錄夾板。醫生們，尤其是男性，萬分謹慎地避免引發爭執，機器的嗶嗶聲此起彼落。有一回我數了數，一共有十種不同的嗶法。

相對來說，遺傳學門診卻有如伍迪艾倫電影《性愛寶典》中的精子工廠：乾淨、清新、整潔、有秩序。一切事物都井井有條，並且安靜無聲！這也難怪，因為四下不見一個人影。這裡彷彿是由確定性統馭的部門，你也許能在此找到一丁點兒的答案（我所知的是多麼有限。直到今日，儘管做過那麼多重複的基因檢測，我們依然得不到一個確認的診斷，證明沃克罹患的是CFC症候群）。

桑德斯在十一月份的時候，將我們轉介到遺傳學部門；這個申請在政府醫療體系中過關斬將，到了二月份，我們排到了預約門診。這位遺傳學專家叫做朗．戴維森（Ron Davidson）博士，他的兒子也是遺傳學專家。他是個高個子的男人，有一副自信的嗓門。他確認了桑德斯的初步診斷：沃克罹患有CFC症候群。他當時是八個月大。就算到了現在，那次診斷也算得上是最早期發現的CFC病例。

「現在知道問題出在哪裡，我們就知道要如何把他治好了，」瓊安娜動容地說，當時我們坐在戴維森醫師的辦公室裡。她相信醫學。她一直想當一名醫生，唸過一年的醫學預科生，直到物理和有機化學澆熄熱情為止。這位醫生的態度正面積極。「他的成長發展已經達到一般範圍的程度，」他在見過沃克之後所寫的確認信中這麼說。（醫生看診過後總是會寫封確認信函，我們手邊便累積了一疊。）沒錯，「CFC症候群最令人擔憂的症狀是引發學習障礙，但是就醫生的觀點看來，這部分也並非全然無望。在與日俱增的病例報告中，有數起病例患者的學習過程毫無問題，智力也完全正常。」

這種症候群並不是遺傳性，生下第二個罹患CFC症候群孩子的機率微乎其微，然而沃克倒是有一半的機率會生下同樣罹患有CFC症候群的後代。「反正到那時，我們會得知更多引發這種狀況與突變的病因，並且肯定會有更多的選擇可提供給他和他的另一半。」沃克的另一半！我不得不說，自己從沒想過會有這種事。

第四章

他在嬰兒時期頭部過大，像個橢圓形的橄欖，但是身體的其他部分加起來卻不比一條麵包重，我單手就抱得動。我叫他布格或是畢格，或是畢先生，或者是拉格拉格（因為他喜歡發出這種聲音），或者就只是「巴」！（他喜歡B這個音）等他大了一點，我們以彈舌的方式，發展出只有在他和我私底下才會使用的語言。我們的交談內容似乎只有：「哈囉，是我啦，我發出噠噠的彈舌聲，只有對你才這麼做喔，因為只有你和我才會懂這種彈舌語。」然後我猜想另一方通常可能的回答是：「對喔，嗨，我看見你了，我也彈舌回應你，我喜歡我們用私下的語言交談，事實上我覺得這樣實在很好笑。」這種過程對我們倆來說都十分有趣。

我會拍拍手，他也拍手回應我；他尤其喜歡我抓著他的手，以他自己辦不到的快速度拍動。想從容地替他拍張照片是不可能的事，除非剛好有那個機會，照片裡的他看起來活脫脫是含著淚水的小法蘭克辛納屈（Frank Sinatra）。他的身上有種烘培般的溫暖味道，直到現在，他的頭部依然帶著淺淺的薩格納糖果棒（Zagnut Bar一種花生醬加可可的糖果棒）的香甜氣味。他從來沒有爬行過，但是到了兩歲半，他開始學會走路。

我們的家是一個有條不紊的夢魘。家有殘障兒的父母，必須要有很好的組織能力才撐得下去，我太太便是如此。家裡每層樓都擺放了著名的玩具籃架；廚房和客廳的椅背上，全都掛了塑膠玩遊戲板；不管樓上樓下都有裝著注射器和餵食管的桶子，前門旁的櫃子裡貯藏著尿片，成排的藥物瓶罐和軟膏管沿著櫥櫃、碗櫥、流理台一字排開。

他喜歡觸碰東西。家裡每扇百葉窗最下面的三道條板，都早已被他扯得稀巴爛。他發展最多的知覺似乎就在雙手中，在於他能掌控的，例如神奇的電燈開關、令人著迷的衛生紙捲筒、任何會發出嗶聲或閃爍的東西。凡是伸手可及的東西，他無一不知。

他發出咯咯笑聲，歡天喜地的去探索某些神秘事物的模樣，是最美好的時刻，也是路人最愛看到的一幕（有一段時間，我懷疑他是否在摩擦兩腿之間的陰莖，那個所有男孩的傳統歡樂來源）。長大一點之後，他也變得比較狡詐。他喜歡清除桌面和平坦表面的一切，特別是刻意不讓他碰觸的部分。他先從葡萄酒杯下手，那似乎能吸引住他的目光，因此我們叫他「滴酒不沾先生」。他會先分散你的注意力，然後揮手掃淨桌面，開心地把頭用力往後一仰，那一刻裡，他騙過了所有人。這是他的秘密計畫嗎，讓我們知道他有時也可以聰明到騙倒每個人？我對這點可不感到意外。他心中的欲望讓人看不見也說不清，但那並不代表他沒有任何想法。

他成了周遊列國的旅人，很幸運的那種，以下就是某個夜晚的經歷：

他五歲了（當時最結實的模樣看起來也只有三歲），我們到朋友的雅致居家中吃晚餐，我把他放在樓梯口前那一處封閉走道裡。我知道他不會爬樓梯，我也知道他不會開門。

十分鐘後，我聽見一陣叮噹作響。那是一種美妙的聲音，空氣破裂的聲響，但是感覺不太尋常，教人忍不住出去看了一下。那是沃克，他做出不可思議的驚人之舉：他爬過樓梯，打開門，正在開心地放手砸爛三角咖啡桌上僅剩的七只葡萄酒杯，身上毫髮無傷。後來我們把那個晚上稱為「碎玻璃之夜」（Kristallnacht，the night of broken glass）（註1）。

這不是什麼特別有趣的笑話，但是假如你花很多時間和一個殘障的孩子相處，和一個不應該活下來，並且他的存在徹底改變了你的生活——特別是比方說這孩子是你的小孩——這時候你會覺得不需要墨守成規，這孩子為這世界重新定訂準則。某些人為了工作，或是找不到真正在乎他的人所引發的不幸危機，比起如何阻止沃克打爛自己頭部的緊急狀況，只能算是小巫見大巫。你愈不去在意他人的看法，就會愈常帶著你那個因為長相奇特而招來注目、凝視和微笑的孩子出門上街。一個人的生命忽然因為其他迫切需求而急轉彎。

比方說，我會使用智能不足這個字眼，但是從來不會用在殘障者的身上，它的意義不足以用來形容人。但是假如你用來形容無生命的設計，尤其是某種冥頑不靈的官僚行徑，這時候就很能引起共鳴。有時候在宴會裡，我會說出這個字，我可以感覺到，在這個不該被使用的字眼脫口而出時，不管有多麼輕微到幾乎無法察覺，我的談話對象通常會退縮。我看得出來他注意到我說了這個字眼，也看出他決定不做任何回應，因為知道我有個殘障的兒子。他心裡一定會想，假如別人都用這個字眼，他當然也可以。這個字需要被重新下定義。

他很喜歡女人，越漂亮的越好。他還小的時候，就懂得伸出手要人家抱——直到快一歲才有辦法坐起來——或者是後來長大了一點，他會爬到女生的大腿上，立時恣意飽覽領口下的風光。然後他會上下其手。我以為那只是偶發事件，但是瓊安娜的友人們說那絕非無心之舉。他喜愛任何亮晶晶的物品，會用手指拉到那雙歪斜的眼前。我們的朋友都叫他「珠寶商」。

這僅限於我們親近的友人。至於其他人，至少是最起先的那幾年裡，我從沒提起過沃克的殘障。我不是以他為恥，而是不想要任何憐憫，也不希望他覺得自己有被同情的需要。

他總是縈繞在我的心頭，不光是只有負面或憂慮的因素，而是成了我精神上的護身符。當然我的女兒也是如此。但我總是在追著海莉跑，反之沃克移動緩慢，站著就能掌握他的行蹤。他的氛圍、他存在的事實，會毫無預警地神出鬼沒：在健身房播放尼爾揚（Neil Young）演唱的歌詞裡（有些人註定開心／有些人註定成名／有些人註定孤單／你的故事只有你才明白）；在失眠時閱讀諾曼．梅勒（Norman Mailer）論文的字裡行間。他會在別人的對話裡出現。有回在一場雞尾酒宴會中，當時應該是沃克滿三歲的那年夏天，我無意之中聽見一位認識已久的熟人，試圖對另一位朋友解釋人們如何和我的兒子溝通。「這很難形容，」他說，手中拿著一杯飲料。「他的父親自有一套咿呀之語，和所有溝通方法毫無差異。」我無法分辨他贊同與否，但那是我第一次聽見我和沃克的溝通方式，被人形容為一種語言。

我經常想，沃克的進步是否只是出於我們的想像，他其實並未與外界做任何連結。當海莉出現時，他是否真的發出「嗨嗨」的聲音？或者那只是他呼吸的聲音？當我向他道別，並且俯身親他一下，他是真的說再見嗎，或者那只是他呼吸的聲音？瓊安娜也聽見了：「他說再見耶！」她會這麼說，接著說「我要哭了，」然後不斷重複溫習這神奇的瞬間，一整天都因此而開心不已。他給人們帶來各種感受，但是他自己有任何感覺嗎？我眼中看見的這個人形輪廓，在他那淡漠的外表下，以及靜如一灘死水的心裡頭，的確有個男孩真實的存在嗎？或者這只是我們暗自的期盼？我經常深信，我們努力將他那發育不全的軀殼視為一個完整的人，表達出的是一種幾乎義無反顧的信念，這和其他的狂熱份子並無差別——比方說有一回我遇到那位休士頓電視佈道家的母親，她斬釘截鐵地告訴我天堂確實存在，她將會上那兒去，上帝已經將她的位置依她的個人品味佈置妥當，如同祂為其他信仰者所做的一樣。「我的天堂會滿溢著水，」她以不帶情感的口吻說著，彷彿是在描述她最喜愛的渡假聖地。「因為我最愛的是水。」粗糙的推論，但是她和我以及瓊安娜有什麼差別嗎？誰不願意相信有天堂？但是那不代表它的確存在。

還有這個從沃克身上不斷散發出來的疑問——他對自己的作為究竟有沒有任何意識？——也是一種模式，一個展示人類世界的畫架，一種生活的方式。

沃克滿十二歲的那年夏天，我們第一次不帶他同行，自己去度了長假。也是那年夏天，他學會了如何回應別人提出的舉手擊掌要求。沃克在多倫多參加短期照顧營的時候，瓊安娜、海莉和我離開一週，到我兄弟位於波士頓北部，安角上的洛克波特鎮的家。小時候提姆和我，還有我的姐妹和父母親，都是在這個鎮上過暑假；我們在那裡學會游泳和航海，如何正確地吃龍蝦，以及享受大海的洗禮。在那裡，我們學會了獨立，並且成為知心好友。

那棟房子座落在海面上，那是一棟方正整潔的屋子，俯瞰大西洋，眺望泰切爾島，該處淺灘十分危險，以至於需要兩座燈塔來守護。那是我在世上最喜歡的地點之一，它總是讓我想起沃克：我們待在那裡的第一年夏天，提姆還沒有把它買下來，是我們倆合資租下它的，當時沃克和我們在一起。沃克出生於六月，早產五周，然而八月份時，我們依然開車到波士頓，當時沃克還不滿六周大，我們也尚未察覺他有異狀，只不過覺得他是個不容易餵食的孩子。那時候我們覺得一切都在掌控下。整整兩週的時間，我太太在租屋的面海廚房裡，坐在一張椅子上，設法將液體餵進我們那個古怪兒子的嘴裡，一面眺望著那兩座燈塔。

那張椅子有綠色座墊和藤編扶手。在沃克出生後的第一個年頭裡，我經常注視著那張椅子，後來便畫了張它的水彩畫。我太太將畫裱框之後掛在臥室牆上，靠近我那一側的床邊。有很長的一段時間，那張畫是我早晨睜開眼所看見的第一樣東西。這原是一項讚賞之舉，但是我忍不住要想，它是否含有警示之意：不要忘了那孩子。

到他十二歲，我們又回到海邊，第一次沒有他陪伴同行。那張椅子也不在了。第一個早上，我在其他人醒來之前便起床，攀爬過那些巨石到海邊去，一絲不掛地游泳。海面浪潮洶湧，下水不容易，要起來也一樣不簡單。游完之後，我到室外淋浴區，沖淨了身上的海水鹽分，穿好衣服之後，泡杯咖啡，然後一面看報，一面眺望著大海。一個人獨處，感覺有如置身天堂。我壓根兒沒有想起十二年前，在那屋子裡和兒子相處的時光。我很高興世上還有這樣的一個地方，一個避難所，所有對兒子的擔憂能被阻絕在外，我可以有片刻的時間將他放下。但是當這種情況發生，我總是對他思念不已，而他也總會出現在這種時刻，就像他現在出現在當時面海廚房的記憶裡。多麼奢侈的時刻，沒有任何一絲憂慮！我的心神裡沒有一絲對沃克的罣礙！沒有了他，我有短暫的時間可以做以前常做的事，不慌不忙地，用那種家無殘障兒的態度。

但是即便在這種時刻，沃克也能找上我。那天早晨，我去海邊游泳回來之後，一個人在屋裡隨意走動。我開始翻閱一本艾德華・霍普（Edward Hopper）畫展全集。霍普住在格洛斯特的街上，他以嚴肅且毫不妥協的局部光線畫出最著名的畫作。一九四七年，法蘭克・戴維森太太（Frank B. Davidson）問霍普，他認為抽象藝術是什麼。這位具象派大師不認同這個問題。「有一種藝術學校叫做抽象派或非具象派學校，」他告訴戴維森太太。「那大多是從塞尚的畫作所衍生而出，試圖創造一種純粹畫風，也就是說這種畫風單純為了畫的本身去運用形式、顏色及設計，獨立於人的生活經驗以及自然的關連之外。我不相信有任何人能達成這種目標。姑且不論我們的願望為何，我們的生活體驗、心靈及雙眼的反應，都和這個世界息息相關，我們的知覺更是與形式、顏色和設計全然無關。果真如此的話，我們將會大量損失那些我認為值得在繪畫中表達的意涵，而這些意涵無法以文學的形式表達出來。」

那天早上（註2），我首次讀到這個段落，當時還不到早餐時間。我心想，這正是我錯待沃克之處；我試圖在他身上尋找不存在的東西，尋找那些「獨立於人的生活經驗以及自然關連之外」的事件。在看待沃克時，我們都成了抽象派，堅持他是一張畫，儘管以極端的形式表現，卻有著合乎邏輯的論點，只是沒人能看得見。我一再重讀這個段落，越讀心裡就越覺得，對於霍普嘗試在畫布或畫紙上所表達的，以及我們試圖對沃克所做的事，這兩者之間似乎無甚差異：我們描述眼見的舉動，設法判定其意義，述說這帶給我們何等感受，以及究竟有多少真實性。

我們會這樣度過一整個小時，腦海裡想的只有他。

在奧勒佳陪伴的住家附近散步圈裡，和沃克相熟的人可不少。即使到現在都有陌生人向我走來，並且說：「你是沃克的父親。」這讓我感受到他的光環。他的打扮很入時，奧勒佳在Gap給他買了最新款的服飾當生日禮物，有時我也會自己偷溜去買點什麼。第一次給他買大男孩襯衫時，那種開心無可言喻，他打扮起來又帥又酷。我給他買件橘色的滑板運動衫，買給他第一條牛仔褲，第一套卡其服，第一雙運動鞋，第一頂棒球帽，第一件鑲有毛領的飛行夾克，還有我旅行足跡所到之處都會買給他的T恤。我為他買過不到我手掌大的內衣，還有一付他不屑一顧的墨鏡。帽子和手套（全被他用力扔到一邊去）、襪子，以及鑲珠的印地安腰帶。這些全都是出現在正常男孩童年的標記。那全是我渴望擁有的東西，而不是他。有一天我會帶著他和我的父親及兄弟，一起為他買下人生的第一條領帶。我知道這是白費功夫，他脖子上的那條口水用的圍兜，應該就夠用了，但領帶可能是我們唯一傳給他的男性儀式。

我在一本筆記上寫著：

一九七七年十二月二十七日。要多注意沃克的飲食。在我們離開賓州去過聖誕之前，帶他去看了醫生。小兒科醫生很驚訝，他居然還不能也不會走、爬、努力去撿東西然後塞進嘴裡、自己餵食、吞嚥任何塊狀食物，或是堆積木。他更驚訝沃克的體重依然只有二十磅，這是一歲半這年紀所應有的體重的一半，頂多是三分之二。最駭人的新消息是，無法增加體重的情形將會影響到他的智力發展，不過現在已經是如此了。因此我花了不少時間想辦法將雞蛋磨成蛋泥，有位護士認為這樣也許能幫他的嶙峋瘦骨添點肌肉。但是他染上重感冒，而且吞嚥控制很差，也就是說大約有一半的時候，他會將剛才吃下去的那一餐吐出來。我能預見一根腸胃管伸向他和我的未來。其實我最怕的是他的寂寞孤單。最近我開始認為他也感受到了這點，因而忽然察覺到自己和其他人不同，儘管是在無意識的狀態下。

我的眼淚似乎就要潰堤了，先在此停筆。

沃克三歲的時候，病歷已有十頁之長。

他很早便集病痛於一身：胸腔發育不良、肺炎、便秘、經常性耳痛、鱗狀皮膚。他不睡覺。我們認為他平易近人，但事實上他有一半的時間都在哭。

在醫生的辦公室裡，你至少還能發問。再次進家門，感覺有如跨入一道擰不亮燈光的長廊。我太太說她覺得彷彿有一道隔音簾垂落在我們的四周。當然任何一個孩子有狀況時，那道簾幕都會落下：你的焦距變短，重點鎖定眼前。沃克的情況之不同處在於，那道簾幕永遠不會拉起。在沃克出生之前，未來彷彿是一連串個別的挑戰，每一關都能被克服，最後贏得（很有可能是不成熟的）勝利光環。沃克出生以後，未來顯得一成不變又悲哀，還有那至死方休的責任與義務——這還只是顯示了他當時的黯淡前途。

在初期——這在育有CFC病童的家庭中十分常見——我們同意不該由海莉負責照料沃克成年後的生活，但是她卻將之視為理所當然的責任。有一天我問她，沃克到了兩歲還不能說話也不會走路，在她看來是為什麼？「我一歲就會走路，那是因為我出生的時候，兩隻眼睛都有張開，」她說。「但是沃克出生的時候，只有張開一隻眼睛。」當時她年僅四歲。

關於CFC症候群的診斷是一回事，貼標籤並無助於改善沃克的健康狀況。桑德斯醫生的診斷重複再重複：充血、咳嗽、耳炎、生長遲緩的字眼出現在每頁紀錄。到了十八個月大，沃克不但不會說話，連一個字也聽不懂，他不會走路，也沒有任何動作，除了抬起手臂表示往上，還有偶然綻露的微笑。桑德斯醫生以大寫字母在病歷上寫著「發育遲緩」。白天的時間不夠讓沃克慢慢地一點一滴的進食，於是桑德斯醫生要求安裝G管。除非他成長得更健壯，否則沒辦法進食；但是由於無法進食，他也沒辦法長得更健壯。有了G管之後，就比較容易管理那些治療逆流、耳朵感染、失眠、緊張不安，以及皮疹等陸續增加的藥物：龍膽紫（Gentian Violet）、皮質醇（hydrocortisone）、艾默士（Amoxicillin）、日舒（Azithromycin）、開羅理黴素（Clarithromycin）、紅黴素（Erythromycin）（最廣效性的抗生素）、西塞普（cisipride）、凱復力（Keflex）、必乃膚（Betnovate）、膚美淨軟膏（Flamazine）、拉特樂斯（Lactulose）、秘可舒（Colace）軟便劑、水化氯醛（chloral hydrate）。這些名稱聽像是參加外太空星際會議的大使名字。因為不得不服用水化氯醛，他的慢性便秘（由於肌肉無力，無法正常蠕動）也更加嚴重。他經常需要不只一種，而是三種藥物——洛克樂斯只是開場的一點小甜頭，秘可舒軟便劑充當黃色炸藥，而栓劑就是雷管。你有五分鐘的時間尋找掩護。

沒有平淡無奇的事。和多數孩子一樣，沃克得了尿布疹——但因為他是沃克，我那缺乏抵抗力的兒子，情況便成了尿布版的車諾比大災難，以至於他得去住院一天。他的耳屎之多，足夠我們開一家博物館。有十個月的時間，他的腳上長了令人苦惱的水泡，使原本已經不便的行動更加受阻。那些水泡有三吋寬，呈黃色，無論他穿不穿襪子或是鞋子，都會長出來。它們消失的速度和出現一樣快。醫生從來沒弄懂究竟是為什麼。

ＣＦＣ症候群的診斷結果意味著更多門診：耳朵專科醫生、眼科醫生、皮膚科醫生、胃食道逆流專家、神經專科醫生、足科醫生、職業與行為及口腔治療師、遺傳學家、心臟專科醫生、餵食與睡眠門診，甚至是流口水門診。他們的結論（我是說真的）是：布朗太太，你兒子會流口水。牙醫得替沃克進行全身麻醉，才能幫他洗牙。假如他想學會說話，口腔治療師十分重要，但是兩年來毫無進展；我們改學手語，但是他做不到學手語最基本的眼神接觸，更何況他的精細動作技能也過於粗糙，根本無法達到要求。那時候開始出現捶打自己頭部的行為，這也令治療師感到卻步。眼科醫生無法得到精確數據以便進行必須治療，沃克也說不出口。聽力也是一樣。單是一九九八這一年，將沃克去看桑德斯醫生十一次門診和赴急診室的次數加總，平均每週上一趟醫院。那還是他算得上健康的時候。

專家告訴我們，最好集中練習他的粗動作技能：假如至少能學會走路，便有機會接觸不同的環境與刺激。並且下半輩子也可以不必那麼地依賴他人。就是這句話：下半輩子。為了達到這個目標，我們接受一種昂貴又激進的委內瑞拉療法，每週三次，為時兩年。這種梅德克（MEDEK）療法必須將他倒吊，然後把腿拉成一種不自然的姿勢。城裡唯一的梅德克專家伊絲特芬克，住在離我家四十分鐘的車程之外，一處位於多倫多北邊的社區，當地聚居了大量的哈西德教徒，他們有許多孩子都是殘障兒。那是另一個世界，忽然間我成了他們之中的一份子。

沃克很討厭去上療程。我們的車子一開進伊絲特家的車道，他便放聲尖叫。不過他學會了走路。至少他擁有這份能力了。他能夠人如其名（Walker，意為行走者）。也許這就是我們堅持要繼續做的原因。

奇怪的是，只消幾許微光，籠罩四周的黑暗便消失無蹤。任何一種反應都逃不過我們的眼睛，一個微笑或是他歡樂搗蛋的把戲，都能讓我開心一個下午。

我記得他第一天去上學的時候，我感到多麼地驕傲。他在三歲時報名參加「邊玩邊學」，那是一種正常與殘障孩子混合進行的保育課程。我載沃克去上學時，在學校停車場上看見其他發育遲緩兒童的父母：他們是臉上帶著一種「炸彈剛在後座爆炸」表情的那群人。他們亟欲和人接觸，巴不得能說出實情。一天下午，我遇見一位婦人，她那重度殘障的十四歲女兒在兩年前過世了。「你知道葬禮結束後的回家路上，我做的第一件事是什麼嗎？」她說，「我對我的先生說，『靠邊停車，我們來做愛吧。』」後來她離婚了。

這是沃克的第一份學習報告單：

沃克喜歡藉由擺弄物品來研究它們。他會注視著物品，在指間翻轉著。他也開始會拿物品互相敲擊。

邊玩邊學的理論在於，將正常和殘障兒童融合在一起，能增強正常兒童的敏感度，並且激發殘障兒童的能力。該校有幸請到一位全職的感覺統合治療師（CFC病童經常感覺過於敏銳，必須加以訓練以適應外來刺激，甚至是適應他人對他們皮膚的觸碰。）以及一位職能治療師，以教導他們社交方面的基本概念，比如和他人一起坐下來用午餐。但是出乎我的意料之外，沃克慢慢地變得更大膽、更外向。學校教職人員（全部是女性）都是致力於殘障兒童教學的老師，同時也是處處都能看見希望的樂觀主義者。

一般來說，他能發出低母音和子音——母音組合——也就是以ah加上以下任何一個音：b, n, d, l, y。儘管無法接收任何回應，他依然喜歡和同儕相處。有同伴握住他的手時，他似乎很開心。

最後的這一句話讓我再也無法自持。他需要有人給他歸屬感。

加拿大安大略省政府熱切希望能顯示出他們對於教育的高度重視，於是堅持所有孩童都必須評分等級。分級意味著標準。沃克從「邊玩邊學」下課回家，背包裡有他生平的第一張學習報告單，我們得知他在數學方面有進步。數學耶！還有進步！我們全都笑翻了天，我們親吻他並且說，「你好棒喔，沃克！二加二等於四呢。」這件事被我們傳頌了好久，當成了一件罕見又珍貴的趣事。這倒不是因為我們相信沃克能依我們定義的方式做算術。這是他所帶給我們，一個能令外人會心一笑的小故事，從那低垂的隔音簾幕後傳出來，一點生命力的表達。

我無法得知的是那些常規對他而言有什麼意義。當他的老師握住他的手引導他，他是否知道那就叫做畫畫？他有個朋友叫做傑若米，但他知道朋友是什麼嗎？點心時間，他和其他小朋友一起坐在桌邊——一段叫做點心時間的時光，真有趣——但他是否能感受到那種共同的興奮感？在那層厚厚的皮膚之下，腫大的心臟之後，究竟是如何的世界？我不在乎他是否會丟球，捉弄他的姊姊，陪我一起滑雪，說笑話，或者是和女生約會（可以的話是最好啦）。我在意的是他是否能意識到自己，那個內在的自我。有時候這似乎是最迫切的問題。

自他出生後兩天，從醫院回到家的那天起，每個夜晚都很難熬。如果是輪到瓊安娜帶他上床陪他睡覺，我就開車送奧勒佳回家。隔天晚上，我們交換工作。不必負責照顧沃克的夜晚可是一件大事：我整個星期的計畫都繞著這件事打轉，不論那些計畫有多不可靠。（萬一我們之中有人得出差——我們倆每個月都會出差幾天——在家的那個人就必須獨自照顧沃克，夜復一夜。那實在叫人精疲力盡，但也讓我們更感激那些他沉沉入睡的夜晚：那些夜晚有如是美妙的意外禮物。對我們來說，安安靜靜的四個小時等同於一般人的一夜好眠。）載奧勒佳回家之後，我便自由了。我可以喝一杯，或是去散步。大多數的時候，我會悄然溜回家裡，手動轉開那扇沉重大門的鎖，把鞋子脫放在門邊，希望能順利上床去睡覺，不要吵醒他，也不會聽見他哭泣或捶打頭部的聲音。他有種本事，可以在我打開一本書或者是開始要寫信時，鑽進我的腦袋裡，而我一旦聽見他的聲音，一切都身不由己了。我無法忍受他持續受苦所發出的聲音。若是他睡著了，而我能保持清醒，我會閱讀，貪得無厭地讀著。在那些夜晚的偷閒時光，我從未如此深刻地感激文字、書本、時間，以及我的心靈生命。但丁、智力障礙的歷史、失聰及口吃的相關書籍、牛仔以及墮落之人的小說、外交官的日記、卡薩諾瓦（Casanova）的回憶錄。（卡薩諾瓦聲稱他直到五歲才開口說第一句話。有一回他躺在公共小汽艇上，沿著威尼斯的大運河下行時，他開口了。「樹木在移動耶，」他說，假如我沒記錯的話。他的父母非但沒有訝於自己發育遲緩的兒子終於說話，反而立刻斥責他是笨蛋。「移動的是船！」他們大聲嚷嚷。卡薩諾瓦於是說出了第二句話，「那麼地球有可能繞著太陽轉動囉。」我承認我有時暗自希望，類似的突破也能發生在沃克的身上。我聽過的故事可多了。）我讀切斯特菲爾德（Chesterfield）寫給愛子的信，卻斯特頓（Chesterton）的晦暗推理小說，以及任何能帶我離開現實的書籍：艾爾默・李納德（Elmore Leonard）、錢德勒（Chandler）、羅斯（Roth）、厄普戴克（Updike），任何關於父親、蒐集與沉迷的書，各種關於精神生活的評論集，藝術家和百萬富翁的一生，當然少不了所有和CFC症候群相關的科學記錄等，以及報紙。在那個時期所拍攝的沃克的照片中，有一張是我的最愛：那是在多倫多北邊的一座寧靜湖畔，一位朋友所擁有的小木屋後陽台上，沃克和我坐在一張躺椅上，他疊坐於我的腿間。我皺著眉頭在看跨頁翻開的報紙。沃克往後傾躺在我的胸前，開懷地笑著。那時我們倆都很快樂。

瓊安娜和我，我們倆都好期待能去渡假，但是出門是一件很複雜的事。到了他三歲的時候，我們才首度將他和海莉留給奧勒佳照顧，離家去過夜。但是我們不喜歡這麼做：奧勒佳工作得夠辛苦了，這樣子的要求未免太過份。於是我們決定帶著他同行：我，瓊安娜，海莉，沃克，通常還有奧勒佳，這就是我們小小的旅行照護車隊。

一份早期的CFC研究推測，患有CFC症候群的兒童，其包覆神經以供保護作用的髓鞘質不足，以至於有太多訊息傳導至腦部；他們所傳遞出的訊息之少，正是由於導入的訊息過多之故，神經系統的控制力與組織力均不足。我覺得這種論點很有道理。搭車或飛機時，看著窗外景致不斷變化，這時候的沃克向來都是動個不停。地心引力對他產生的作用似乎就只有這麼多。在飛機上，他會看著窗外，笑一下，然後低頭看自己的手，接著再看向窗外，又笑，然後抬起膝蓋，踡縮在座椅上，滾成側躺姿勢，把自己撐坐起來，然後看向窗外，捶打自己的頭，側躺下去，喧嚷地笑鬧，然後在平滑的座椅上伸展四肢（他好愛毫無阻力又滑不溜丟的家具）。然後再把這整套程序重複做一遍，接下來就開始哭了。這些過程持續約兩分鐘。他似乎無法控制影響情緒的原因，而原因不勝枚舉。

他喜歡飛機起飛以及我們的車駛離停車場的感覺。他喜歡降下後座的電動車窗，並且在他以為沒人注意時（這倒是很常發生），偷偷地把東西扔出車窗外。有時候我在家裡的餐桌旁工作，埋首苦讀那些有如天書般的遺傳學和神經學文件，他會走進來，坐在我的腿上，讓我輕搖兩下，過了十秒鐘之後，他便站起來走開。我能聽見奧勒佳在廚房裡忙的聲音，就在我對這樣的打擾心存感激之時，心裡同時又想：「這樣的情況要持續多久？」十分鐘後，他回來了，然後又重複一遍這套流程。神祕男孩的奇特規律。

那些是情況好的時光。情況糟的時候，他會待在我身邊，吊在我的臂膀上或是躺在我身旁，呻吟、哀號或哭泣。要是外頭下起大雪，無法坐著推車出門時，他會揮舞拳頭，躺在地板上，拿頭去撞地。那種撞擊聲偶爾仍會清楚地在我的腦海裡響起。

情況好的時候，我和太太會抓緊屬於自己的一點時間。我們的朋友凱瑟琳和約翰在多倫多北部，離這裡約一小時半車程的木斯科卡區，有座老舊的湖畔小屋。他們一再邀請我們北上，通常還有另一對夫妻，泰卡和艾爾作伴。那裡成了我們的第二個世界，一處週末的避難聖殿。從他們的小島上，你可以遠眺水面數哩遠，直到遠方那無止境的蓊鬱森林。

我們帶著海莉、沃克和奧勒佳同行，奧勒佳負責照看我們的兒子，他們坐在湖畔側屋，加裝紗網的前廊上，傳來《你的耳朵低垂嗎》（*Do your ears hang low?*）的曲調和歌詞，彷彿是愛的微風般，從前廊不斷地吹拂到湖面上。湖邊經常會吹起一陣讓他發顫的微風。接近傍晚時分，他也許會去涉水，儘管總是一副不甚熱衷的模樣，他其實很喜歡在水邊玩。划獨木舟的時候，他喜歡從我的腿上滑下去，把手伸出船身拖曳著，彷彿昆蟲在感受它的世界裡的水面一般。我和他隨意閒聊，對著他的耳朵說：「看到那些樹沒，那麼多種不同的綠色？」或者是「有沒有看見那個滑水道？你一定會很喜歡。」他喜歡有人對他說話。他喜歡很多事物，或者看起來似乎是如此。我對著他的耳邊不斷地絮絮叨叨，對他從不回答絲毫不介意。他讓我鞠躬盡瘁。為了某種說不清的原因，我因此十分感激他，將來也是一樣。若是沒有了他，我將何去何從？他是如此弱小的一個孩子，輕如鴻毛又依賴他人：不論和誰在一起，那人就是他的全世界，而假如他願意的話，我樂意當他的全世界。我們一同坐在船裡漂漂蕩蕩，他的鬈髮抵在我的下巴。

用過晚餐後的夜晚時分，大家坐在紗窗前廊裡，沃克又加入了我們。我記得他第一次這麼做的時候，是多麼自由自在地去探訪每個人：他爬上凱瑟琳的腿，頭倚在她的肩上，然後爬下來伸手去撫弄泰可的銀手環（她給沃克取了「珠寶商」的綽號），接著走向艾爾、約翰、我、他母親、他姊姊、姊姊的朋友，他的世界。他環遊世界一周。接下來他回到奧勒佳的身邊，或者漫步走過發出光亮和聲音的音響，或者打開紗門，走入外面的黑夜。我想像——這是我唯一能夠使用的字眼——他想讓大家知道他愛我們。現在他的大人朋友們回想起那段日子，都認為那是與我們共度的一段奇特又不可思議之旅。「那段夏日是多麼美好的時光，」某天一位朋友這麼對我說，「儘管當時我不明白這一點。」

我把其他的時間都拿來閱讀、交談、游泳和做菜。偶爾來一杯酒。夜裡若不是輪到我來照顧時，我經常痛快暢飲琴酒，以求立刻放鬆解脫（我可沒有時間好浪費）。每一分鐘的自由時間都有如藍寶石般珍貴，但是依然有非難的聲音在囓啃我的心：不是因為我的不負責任，而是因為他的需求永無止盡。在我們僅有的時間內，盡可能地瘋狂放鬆。不過在三十年前，一個像沃克這樣的孩子，可能沒有機會存活，然而不論是對醫生或是我們來說，他的苦痛折磨依然是個謎：這教我怎能不去想，我究竟該拿他如何是好？瓊安娜和我在小木屋依然輪流值夜，一個人在主屋一樓的小臥室裡陪沃克睡，另一個則在湖畔的休憩木屋，享受整夜獨處的奢侈待遇——愛多晚睡就多晚睡，再來一杯酒，暫時過著恍若置身異地般的生活。遠處的岸邊有火車在夜裡呼嘯而過。

在與沃克度過一個不平靜的夜晚之後——我有一種憤怒理論，那就是我陪他的時候，他永遠都睡不好，因為每次隔天晚上，輪到他的母親陪，他總是呼呼大睡——到了早上他終於入睡，或是早上十點鐘以後，奧勒佳從她的小木屋過來接手時，我腳步蹣跚地沿著小徑走到湖邊。我清楚記得我的長腿老婆當時的倩影：她好整以暇地躺在湖畔，盡情享受日曬和閱讀。我替她感到高興，又惱火不已，同時感到精疲力盡，然而痛楚鑽心而過：那孩子在哪裡？（我們稱他為「那孩子」）她怎麼沒有陪著他？我為什麼沒有陪著他？這些警語不斷重現，在我們的心中徘徊不去。

註1　碎玻璃之夜（Kristallnacht）

一九三八年十一月巴黎一個名叫赫佐爾格林斯潘（Herschel Grynszpan）的猶太學生，因為不滿他的父母在德國受到不公平的待遇，憤而槍擊一名德國外交官員。兩日後，即十一月八日，納粹宣傳總管戈培爾（Josef Goebbels）以此為理由，組織一個全國性的反猶暴亂衝鋒隊協辦這次行動，秘密警察及黨衛軍則乘機大舉拘捕猶太男性。暴亂中，猶太房屋、商店及聚會堂慘遭破壞，以致所有境內城市的街道上，堆積了無數的玻璃等碎片。約有九十一個猶太人被殺，超過三萬人被拘留在集中營。這一晚的暴動可以說是納粹黨政策的轉捩點，他們對猶太人的仇恨已表露無遺，史稱這晚為「碎玻璃之夜」。

註2　同一天早上，《紐約》雜誌（*The New York Times*）報導了封面故事：「病患的家庭，休息的機會」。文章描述夫妻在照顧家有病老的父母時，尋求暫時解放的故事。北美約有一千萬人照顧著家中的阿茲海默等病患家屬，文中傳達了照護者本身的狀況也很嚴重：沮喪、緊張、罹患糖尿病、失眠、患有心臟疾病，甚至「死亡」。這些後代（多屬於五十歲年齡層）可以在不同的地區，以每日一百二十到二百美元的代價，將病老父母放置在照護機構中，在採訪過程咸認此「休息時間」是上天恩寵，但對此需求心裡仍感內疚。「我真是個壞女兒，竟敢把媽媽放在那邊四天。」一位受訪女士表示。「我知道我很自私，我不該離開她。」唉，我懂這種感覺。

第五章

要替沃克拍張好照片幾乎是不可能的事。關鍵在於，必須把握住至少三件事情同時發生的重大時刻：當他情緒平靜，身體感覺有秩序又放鬆的時刻；當他體內的爭鬥減弱，停止捶打自己的時刻；還要加上他警覺又精力充沛的時刻。這種時刻不會經常出現。一旦時機來到，你的手邊還得剛好有部照相機，然後要設法在這種時刻消失無蹤之前好好掌握。也許你可以拍到一張你願意正視，而不必移開目光的照片。這種照片是無價之寶，證明我們所認識的那個沃克的確存在，就在他那吵鬧與痛苦的外表底下。

時機第一次是發生在他快要三歲的時候，當時他坐在澡盆裡。那泡在洗澡水中的平靜態度，幾乎像聖經人物的風格。八又四分之三加侖是古希伯來人的泡澡水量：這對沃克來說剛剛好，但水溫浸潤他的胸口，他便開始緊張起來。安穩訣竅是讓他保持在那狹隘的舒適度範圍之內。

第一張好照片是個意外，是在他永無休止地轉動手上玩具，抬眼看人時所拍下的。我買過潛水艇、噴水鯨魚，以及會游泳的青蛙，但是他最愛可以讓水滴漏下來的量杯和篩網，他喜歡這些東西所發出的聲音。

瓊安娜喜歡的第一批沃克照片，是在他七歲時所拍攝的。要捕捉一個她願意正視的沃克畫面，花了我們七年的時間。

那是某個炎熱的夏日，沃克依照氣候炎熱時的慣例，僅穿著一件上衣和尿布。他懶洋洋地靠在電視間的沙發上，身穿橘色T恤衫，戴著一副我的太陽眼鏡，那是海莉偷偷放在他頭上的。這是個很大膽的舉止：沃克對於玻璃杯和眼鏡類的物品絕對是手下不留情，不消一刻鐘便會折斷鏡架、打碎鏡片。那時瓊安娜剛訪問過羅伯特．艾文斯（Robert Evans），已故的電影製片。當時艾文斯已經七十好幾了，但他依然是典型的六〇年代好萊塢電影大亨——戴著有色鏡片，圍領巾，手臂挽著剛出道的女演員，嗓音似乎因為抽菸和揮霍過度而有些沙啞。沒什麼能讓艾文斯驚惶失措，也沒什麼能讓他感到困窘。瓊安娜一看到沃克的那些照片，便開始叫他沃克．艾文斯，並且將照片釘在廚房櫥櫃上，提醒人別忘記他有多可愛。這就是他那「沒什麼好驚惶失措」的表情。我想像他是在懷念娜塔莉．伍德（Natalie Wood）。現在當我看著它，我想起了他在那段時間老是掛在嘴邊的詞兒（他再也不這麼做了），一種啦——啦——啦——啦——啦——啦的重複音調，那顯然是當他知道擁有發言權的時候，用來說故事的方式。他可能是在和人講電話，勸誘某人做一筆好交易，而且沒什麼能阻礙他。他沒有說話，但態度清楚堅定。

無論如何，這是一張不可思議的照片，在那熱氣蒸騰的電視間裡：該系列的第二張照片並不曾讓人想起羅伯特．艾文斯，而是喜劇演員杜魯．卡瑞（Drew Carey），他取代了鮑伯．巴克（Bob Barker），當上《全民估價王》（*The Price Is Right*）的主持人。艾文斯和卡瑞這兩個人，他們顯然願意不計一切爭取演出的機會，甚至降格以求踏進演藝圈。

在卡瑞造型的那張相片裡，他看起來更為謹慎，有自信但小心提防，聽著音響設備傳來的空洞音調。一張普通的照片，讓你得以想像他是個正常的孩子。

我最喜愛的照片是關於他更私密的部分。當時他才滿週歲，我們在幾小時車程遠的多倫多北方，喬吉安海灣的一座小島上租了間木屋。那是個偏僻處，距離最近的小港口要四十分鐘船程，附近只有鄰近小島上的木屋住客，非坐船到不了。那裡是如此安靜，以至於當風靜下來的時候，我深怕其他的住客會聽見沃克的哭聲，甚至我抬高的嗓門。但是這份寧靜卻改變了他；我們一到那裡，他就像變了個人似的，比較確定，比較不分心。有時候美好的一天將盡，他會眺望著黃澄澄的夕陽，隨著微風吹拂，彷彿能看見千哩之外的海灣另一頭，視野遙遠。他認識那個地方、那裡的感覺，即便他不確知自己身在何處，或者是無法表達出來。我們在那裡幫他拍了一張照片，由奧勒佳抱著，那是她在七個夏季裡，陪我們來的唯一一次。（那是她唯一不肯去的地方，她討厭蛇，而島上有眼鏡蛇），他那奇怪的一撮頭髮教夕陽照得金黃，上帝之子，瓊安娜這麼稱呼這張照片，他看起來的確是。那個地方讓我第一次想像他會有精神生活，一個與我們隔離的生命。就在那裡，在某個午後，大家游泳了一天後小憩片刻——這是加拿大式的天堂——瓊安娜拍下他在客廳一張藍色的軟沙發上，午後陽光從遮蔽的窗戶縫隙照射進來。

他看起來再正常不過了，簡直就是他父親小時候的翻版，以及他未曾謀面的祖父。也許那就是我愛這張照片的原因，證明我們息息相關。我看見他細瘦的大腿，還有日曬痕跡——日曬！他的頭枕在雙手上，膝蓋彎曲，穿著一條格子短褲（海莉不要的舊衣服），一件藍色運動衫。這是照片所能呈現的最佳效果，感覺幾乎有點在騙人。

在這些照片之中，我最喜歡的一張是他六歲時所拍的。那時候他已經開始上新學校，變得更健康又有自信。比佛利公立中學距離我們住的地方有十分鐘車程，就在我當時所有的一間小辦公室隔壁：我可以站在外面，看見籬笆內的他在操場上盪鞦韆。那是一所很棒的學校，寬闊又敞亮，專為成天坐在書桌前的孩童們設計的光線充足矮窗戶，空間十分寬闊。

那張照片是在他開始上學之後所拍攝。沃克站在家裡的日光室，專注地盯著我的舊打字機。他的手和指頭跨放在打字鍵上。鍵盤在他發癢的手掌心下所帶來的感覺吸引了他，當然，還有鍵的彈性，操控的感覺。但是他看起來彷彿有所進展，這是靠寫作維生者熟悉的一種幻覺。他穿著我買給他的紅色格子呢襯衫，並且準備好要打字了，他有滿腔的話要說，還有那種想要把話說出口的熱切渴望。也許他經常看見父母親老是這麼弓著背。這真是迷人的一幕；誰知道呢，也許它描繪的是強烈的求知慾，在那個渾沌腦袋中，靈光乍現的一刻。至少我是如此認為，直到這份魔力消退，而我的眼眶開始刺痛，無法再多看照片一眼了。和他在一起的每一刻愉悅時光都是如此，和最終導向悲哀的深淵並存，時時提醒著我——算了，別說了。沒必要一下子說得太多太快。現在我必須把他的照片放在一旁了；我只能忍受這麼多。我花了好長的時間，才肯放棄這些幻想。我不敢讓它們再回來。

在情況不佳的時候，我和太太一週要跑兩三趟醫院。耳朵感染、氣喘感冒、漫長的痛苦便秘、起疹子、出血、脫水加上便秘（不只一次在特殊場合上發生）、牙痛，還有——尤其是——無休止的哭泣。有一天，我從上午十一點半來到兒童醫院，待到半夜之後回家，然後第二天早上九點到十二點又來報到。

兒童醫院的急診室是活生生的人間煉獄。首先，基本的背景噪音通常是五、六個小孩齊聲大哭，每個人哭泣的音調和程度各不相同。音律之豐富，足夠羅西尼寫一齣歌劇。醫護人員彷彿是穿著粉藍和綠色工作服的人肉彈力球，在各種緊急狀況之間來來去去，一心為兒童福祉全力付出：超齡的住院實習醫生，工作超時卻異常冷靜的護士，醫生們以超脫的態度處理這一切，避免身陷在這團尖叫聲夾雜小便、嘔吐及痛苦的混戰中。當然還有那低吼的聲音，一種你不見得會聽到，但總是在耳中迴響的聲音，那是家長的擔心焦慮。有些家長會很沒禮貌地和醫生護士們回嘴，或者把他們的孩子推到你家小孩的前面位置，因為他們自認情況更嚴重，或者是等待比你久。在急診室的母親有兩種：一種討厭急診室，另一種心裡其實竊喜。因為他們終於身處在一群人當中，而他們家小孩看來比這群人都強。急診室是一處上演社會萬象的劇場：那些外表看似健康孩童在毫無防備的腿上出現奇怪的瘀青紅腫（血液疾病），單親母親拖著四個面色蒼白又營養不良的小孩，我可以想見他們家裡的情況，臥室裡的延長線四處蔓延（最小的那個已經連續四天高燒到華氏一百〇二度了。）蜷縮在一旁、打扮齊整的家庭，不知該如何面對術後會診的場面（露營意外，刀子插入頭部，差一點就傷到視神經，對視力或人腦都沒有造成傷害，但是左手臂會有某種永久性的活動障礙。）

這次幸運之神會關照誰？誰得留下，誰能夠鬆口氣地回家？

我的心中忐忑不安。是感冒嗎？不是，是癌症。不對，是感冒。醫生們總是被沃克的狀況搞昏了頭，他們一再重覆相同問題，要我們一次又一次地敘述細節。

是的，他完全仰賴胃管進食。

有，我們嘗試讓他以口進食。水化氯醛，對，醫生的處方。不是他的耳朵，我知道不是他耳朵的問題，因為我昨天才帶他來看耳朵，問題不在他的耳朵。如果只是耳朵，他不會哭成這樣。

有，醫生，我觀察過了，我等了五天，隨他整天尖叫，然後才敢想說要帶他過來看看。

在這個偉大城市的中心，那家偉大的兒童醫院大廳裡，禮品店內擺著滿滿的填充動物玩偶！這裡有那麼多的醫生，卻沒有一個幫得了我的孩子。在一連四位醫生告訴我一些早就知道的事情之後，我對於醫療專業產生了某種程度的懷疑。有時候他們看出了我的懷疑態度，也表示同意，默默地承認他們無能為力，這使得我再度成為他們之中的一份子。有時候他們看出了我的沮喪，而且設法遠離。

我養成一種無比的堅毅耐力。我對醫院的熟悉程度不亞於自家的地下室，什麼都逃不過我的眼睛：停車庫最方便的一端（二樓，不必等一樓停滿車，靠近北出口的電梯），到哪裡蓋停車票，排隊買到最佳咖啡的時間（早上七點四十五分之前，或者是十一點過後），如何和領藥櫃檯打交道，以便儘快領到藥。我閉著眼睛都找得到地方做物理治療、磁核共振檢查、看牙齒。我知道在這個地方走來走去的是什麼：那些孩子們，承受各種奇形怪狀的痛苦，西瓜般大小的頭顱，手術切口上發亮紅腫的縫線，從一邊耳朵到另一邊耳朵、胸前，或是石膏包紮處，灰敗泛黃的皮膚，逆來順受的眼神，認命的神情，比起任何成人所能表達的還要深刻。

我知道要如何回應。我知道要面帶微笑，對他們每個人微笑。不必太刻意，我覺察得出是否有人刻意迎合沃克，我不想要那種特別待遇。我要的是一種坦率，沒有敵意或恐懼的感覺，這樣子就對了。那是一種冥想的形式。但我總是四下張望，捫心自問：那裡究竟是出了什麼事？

儘管情勢緊張，但是就某個角度來說，急救室令人安心；因為那裡有種平靜的氛圍，一種直接了當，面對面的冷靜，沒有擔憂。在急診室裡，擔憂不在考慮範圍之內，你正身處無底深淵，情況不會再糟了，你只能撐下去。我知道有些醫生私底下會承認，由於急診室神祕吸引力的功效，他們忙到沒時間去思考哀傷。他們的工作完全不需要任何省思，可以完全沉溺在腦袋放空的狀態中。

身為父母，你可以在那平靜中坐等很長的一段時間，心無罣礙。你四下張望。舉目可見先進科技，在手推車上，所有的科學都在那部車上，但是同時也複製在一間又一間病房裡的床頭板上，相同的乾淨新插管，瓶罐和閥門；我們生而為人的弱點都一樣。

數不清的笨重裝備：黃色塑膠垃圾袋，用來裝感染血液和廢棄的可拋式物品，整個產業（安全廢棄！）從受傷軀體製造的垃圾獲利。那些氣味：消毒水、咖啡、嘔吐物、馬芬、乾淨床單、排泄物、憂心、恐懼、哀慟。愈下面愈糟糕：一種乾燥的氣味，像是腐敗的土壤，熱氣蒸騰的人行道。還有不斷重複洗手、消毒殺菌劑膠、雙手相互塗抹噁心膠狀物所發出的揉搓保鮮膜聲音，像是預防的神聖儀式。此起彼落的哭泣聲、喀噠作響的輪床、救護車司機和車上的病患開點善意的玩笑、簾幕後隱藏著不可知的絕望。問題：這病有救嗎？他們是否看出我的恐懼？還有不可避免的比較：我兒子的情況比那個孩子好嗎？

這段時間裡，你把孩子抱在懷中，將那身軀及散發出的熱氣擁在胸前，彷彿是一層火毯，你需要緊緊握住那軀殼裡的生命。進食的需要驅使我們，性慾讓我們忘了羞愧，但是觸摸才是最真實的渴望。要緊緊握牢，握牢、握牢、握牢。

逐漸地，在不知不覺中，有什麼地方改變了。你不必再握得這麼緊，要不然就是已經沒剩下什麼可以握住的了。危機要不是過去了，就是解脫了。這一切都無法對誰訴說，而過了一陣子之後，卻又開始滔滔不絕地講到令人厭煩的地步。

幸運的話，他們會讓你們倆同時離開。最快意的莫過於，當你終於再度清晨走出醫院，太陽尚未完全升起，人行道依然被露水浸濕，你的孩子再次安全了——截至目前為止。世界彷彿重新來過，當你找到了你的車——在第二層，靠近北出口電梯——你已經開始盤算新計畫了。

這些年來，在半睡眠狀態中，太太和我經常起爭執。和大多數CFC病童的家長一樣，最常見的爭吵話題是睡眠。誰在另一半沒得睡的時候，享受了一夜好眠；誰有權利睡晚一點，而誰卻沒有。大部分爭執的主題都一樣。過程如下：半夜雖然是輪到瓊安娜陪沃克睡覺，也很可能是相反的情況，我睡不著，所以到樓下的客廳去看書。五分鐘之後，我聽見瓊安娜說：「不行，沃克，別這樣。」一分鐘後，她出現在樓梯口，一絲不掛，肌膚依然殘留日曬（即使是在一月份），精疲力盡。沃克醒了三個小時，剛才一邊大笑一邊拿頭撞她。「你可以帶他嗎？」

我嘆了一口氣（一大錯誤）並且說（另一個錯誤）：「昨天半夜裡，我連續照顧他三個小時。」

「算了，」她氣沖沖地走開。「當我沒說，對不起我開這個口。」

我跟著她上樓，收回自己的話。

我經過她的身旁，搶先一步走進沃克的房裡，並且躺下來陪他。但是這時候我那可憐的老婆累到不知所云，拒絕放手。她大聲嚷嚷，我也不甘示弱，並且把門關上。她跑進來，所以我把她給推出去，再度關上了門，並且拿腳卡住。我承認這麼做是有點失去理智。當我再度開門，聽見海莉在我們的臥房裡（這永無休止的大風吹遊戲，看誰去陪我們的兒子）問說發生了什麼事。我開始低聲下氣地和她母親道歉。雖然不全是真心誠意，但有時在這種來得快去得快的爭吵裡，倒是蠻有用的。

可是也有其他的時光，那種無人能擋的幸福。星期六早上，我們一家四口躺在床上，沃克跪著，難得一次比我們所有人都高。這可是非比尋常，你知道嗎：每一次他開心的時候，都是全心全意毫無保留。海莉這位勤奮又舞技出眾的芭蕾舞者，和沃克隨著音響播放的音樂扭動著，沃克開心得不得了。這是他生命中珍貴的時刻，卻是正常小孩每天都會發生的事，只有我明白它的真正價值。

沃克快滿兩歲前，我們聽說著名的費城兒童醫院在主持一項CFC症候群的研究，於是開了十個小時的車過去。一整天的檢查做下來，我們終於遇見一位醫生告訴我們一些所不知道的事。

他是保羅．王（Paul Wang）博士，小兒發展科醫生。

王醫師安排了一連串的測試。他的體格纖瘦，額頭很高，聲音輕柔。他給沃克看一些線條圖，一盞燈，一組拼圖，沃克把它們扔到地下。一小時之後測試結束。沃克走過來，爬到我的腿上。

「如你所知，」王醫師說，「有三種等級的認知發展遲緩，或稱為智能障礙——輕微、中等、嚴重，有時會稱為重度。」

「沃克是哪一種？」瓊安娜問。

「假如依照目前的進度持續發展，等沃克長大成人，應該會被診斷為中度智能障礙。」

「中度？」瓊安娜說，她抬起了手遮住嘴，她已經哭出來了（真希望當時我有握住她另一隻手）。「我還希望是輕微。他能學會閱讀嗎？或是……開車？」

我懷疑。這真是壞消息。中度智能障礙依然很悲慘，更別提當他漸漸長大，情況有可能更糟。他會一輩子都需要人照料，協助安排下半生。「截至目前為止，對於罹患CFC症候群的病童，肯定的資訊少之又少。」醫師判斷沃克的整體發展達到十個月大的程度。十個月，還不到他真實年齡的一半。「當然了，等他長大一些，差異性會變得更顯著。」

他轉身對我說：「你有任何問題嗎？」

「就這一個。今年夏天，我們首次在多倫多北邊租了一棟度假木屋。那裡相當偏僻，十分安靜，是一座小島，除了我們之外別無他人。沃克似乎很喜歡那裡。那個地方改變了他，讓他平靜下來。這對我來說意義重大，那個地方，以及它如何改變了他。我會有機會對他說明這一切嗎？」

他搖了搖頭。「沒辦法這麼條理分明地說給他聽，可能沒辦法。但是——」他停頓住，想了一下「——他似乎已經明白了這件事。」又是一陣停頓。「佛教徒說開悟之道是成為淨化的存有，就是要清明無罣礙。我不是故意要老生常談，但是沃克已經知道要如何得道了。他的內在清明，也許他發育遲緩，或者是中度智能障礙，但是以這方面來說，他遠遠超越了你我。」

那是有史以來第一次，有人認為沃克擁有其他人所沒有的天賦。

漸漸地，當照顧他、看護他、阻止他、刺激他，這些永無止境的例行公事變得越來越熟悉之後，我屏除了恐懼，而我的哀傷則轉換成了一種不尋常的寂寞。有他和沒他的生活，同樣令我無法想像。

儘管我開始考慮替代方案，依然無法想像不能每天照顧他：我無法想像有一天，沒有了晨間起床的例行公事，清理、穿衣服、上學、回家，疲勞轟炸的哭號、瞬間靜止，以及突如其來的燦爛歡笑、餵食、徒勞的教導、歡鬧、醫院和醫師、持續的煩惱、夜裡的閒聊，每天都重複這樣的程序，直到有一天終了為止，不論最後是發生了什麼事。我們找不到哪個負擔得起的地方來安頓他，而且也根本沒有地方能安頓他。

我們的朋友提議幫忙帶他，讓我們單獨渡過週末。十二年內，我們做了兩次這種事。每一次都是不同的夫婦，每次分別都是一個晚上。他們提議了好多次，直到我們答應為止。畢竟要找人照顧沃克可是一件複雜的大事，想想那些管子、餵食、藥物，還有那不間斷的捶打和哭泣。當我送沃克過去，他們的臉上有種表情——殷勤而迫不及待——過了三十六小時，我去接他的時候，那種表情變成——某人邀請一百五十位賓客來家裡辦了周末派對，而整個排水系統在這段期間爆開了。數週前在哈德遜河，有架飛機神奇地安全墜落地面，我在機上乘客的臉上看過相同的驚愕表情。那就是我的朋友們和沃克共度一個週末之後，臉上所浮現的神情。我完全能理解。我會一輩子對他們忠實，因為他們努力試過了，他們試著對身陷黑暗的我們伸出援手。我無法告訴你那個黑暗深淵有多深，而他們必須將手伸多遠才抓得住我們。我永遠不會再對他們提出同樣的要求，畢竟，正如我向來對瓊安娜所說的，這種要求太過份了。

「我希望週遭的親友多提議幫忙帶他，」有天晚上她這麼說。我們躺在床上聊天，這是沃克上床後直接呼呼大睡的少數幾個夜晚。在黑暗中躺在彼此身邊，已經變成一件少有的事，因此重新有了刺激的感覺。我能感受到她溫暖的肌膚貼在我身旁，有個成年人躺在我身旁，這種新鮮感讓我激動了起來。房裡很暗，幾乎看不見彼此，但是我們依然對著黑夜說話。一些小信任，還有一個人聽你傾訴。

「我是說，不管是我的家人或你的家人，從來沒有人開口說要帶他一個晚上，我母親提過一次，就這樣。」我很錯愕，不僅是因為她脫口而出的實話，還有她話中所表示的大膽厚顏。要求別人幫忙帶沃克！她以為她是誰啊！我父母親已經八十多了，他們很怕沃克，怕不知道該怎麼做才好。我的姐妹們住在遙遠的城市。我住波士頓的兄弟和他的伴侶法蘭克提議過，但是我不能把這份責任強加在他們身上：他們沒有子女，他們的家太完美，讓人不忍蹧蹋。我太太的姐妹是單身，遠住在洛杉磯；我們沒有住附近的親人，城裡也沒有什麼大型社區，這種要求實在太過分，我連想都不敢想。

「我們的摯友已經接納沃克進入他們的生活，就像他們自己的子女，」我說。「在度假小屋的時候，還有到他們家裡共進晚餐。這又不是他們的義務。」

「但是連一個晚上都不肯？如果是我的話，我會為他們做更多。」

「但是你知道那種照顧是什麼感覺。你有像沃克這樣的孩子。他們沒有，大多數人都嚇壞了。」

我們對著黑夜說話，身體互相碰觸，努力記起好運和福氣。

這樣要求太過份了。

參加晚餐派對時，我們輪流吃飯，一個人吃，另一個和沃克手牽手四處閒晃，好讓他保持安穩。萬一他激動起來、發起脾氣，萬一他開始失控捶打自己的頭，我會抱他坐在我的肩上，或是把他放進推車裡，繫好安全帶，然後帶他出去外面：我們會出去二十分鐘再回來。假如我聞到尿布發出一點氣味，我會立刻把他帶開。我們堅持要維持慣例，按部就班。「帶他來沒關係啦，」朋友們邀請我們過去小酌一番或是吃晚餐時這麼說。但是我很清楚他鋸子般的尖叫聲，我不想被其他人聽見；我不希望他們再邀請我們，因為他們是我們僅存的朋友。在那段日子裡，我依然認為沃克是我的倒影，而非獨立個體。他在情緒平靜的時候，會逐一去找每位賓客，爬上他們的大腿，把玩手錶和手鐲，在長褲和襯衫上滴口水。

他的存在不僅是為了自己，更是提醒大家還有其他像他這樣的孩子，那些我們經常試圖遺忘的孩子們。為了這個理由，我們會慎選所邀請的晚餐賓客。假如他太黏其中某個人，我們會插手：「來吧，我來帶他。」有許多人不肯放手，叫我走開；也有許多人並沒有抗拒。你可以從後者的眼中和身體姿勢看見某種保留態度：他們繼續談話，但是並沒有抗拒放下他。這又怎麼能怪他們呢？

瓊安娜就比較會處理這樣的場面：她讓其他人照顧他，陪他走來走去、坐在一起。她似乎覺得這是他的、她的，我們大家的責任，而我會一個箭步上前去把他們分開。我不要任何人排斥他，因此我一開始便斷絕所有被排斥的可能性。這樣會讓我覺得他是我的孩子。我不會讓任何人來傷害他，他所受的傷害已經夠多了，因此我願張開羽翼保護他的純良，不讓他受到傷害或排斥。我倆並肩作戰，他和我，其他人都無所謂。你可以打擊我，但是你永遠沒機會動到他的一根汗毛。這就像是遭受猛烈砲轟：你做好準備，長期抗戰，堅持下去，直到砲彈不再如雨落下。身為他的父親，這是我起碼可以做的事，至少我做到了這一點。

這就是我帶他同行的原因，不論是搭機或開車。搭車比較簡單，海莉、奧勒佳和沃克坐後座，瓊安娜和我坐前座，我們把會動用到的東西分成兩大堆，那些可以堆放在大後方（我們都是這麼說的），以及沃克要用的，必須放在伸手可及處的雜七雜八物品，包括手推車、至少一大包三十六片裝的尿布，一到兩盒配方奶，一只裝藥品用的寇爾曼小冰箱，以及裝在大帆布提袋裡，一路上會用到的兩套替換衣物、圍兜和領巾（預防流口水和嘔吐）。一袋玩具、分散注意力用的物品。這一切，如我所說的，還不包括行李箱和摺疊護欄兒童床。當然了，如果開車的話，我們可以帶更多的物品，再加上第二籃玩具和他的塑膠「跳跳車」，那是一個紫色、綠色和黃色的塑膠滾動裝置，一張布製座椅懸吊在中間，他可以坐在裡面，推著自己在房裡到處跑，他愛死那個玩意兒了。「你喜歡跳跳跳嗎？」瓊安娜會這麼問，而他會咧嘴一笑，一面跳跳跳。

我們也會帶他坐飛機，但是這麼做真的很可怕，我們會採取這種極端的旅行方式，是為了在聖誕節飛去看瓊安娜住在賓州的母親和繼父，瓊安和傑克（我們會把折疊床架在暖氣過強的客房裡頭，就在那兩張床鋪的中間。雖然冬天也只好大開窗戶，晚上一起照料他，試著讓他安靜別出聲，以免吵醒別人。）；還有去佛羅里達州的迪士尼樂園玩。（傑克是位虔誠的天主教徒，他以沃克之名買了贖罪券，向一位當地的聖徒候選人比奧神父祈禱）。我們從來不清楚沃克會是因為耳朵不舒服，或者是必須待在這狹小空間使他（還有我們）抓狂，因此一路哭到底；或者他會寧願不睡覺或躺在椅子上，盯著窗外的白雲看，臉上因而綻露出一抹微笑。我們永遠不會知道。

必要時，我們嘗試僱用保母。如果奧勒佳不在或者是沒空，比方除夕夜或是大節日，我們找上臨時照護中心，僱用專門照顧殘障兒童的保母。他們是一流的照護者，大多數時候都處變不驚，但是除非等你見到本人，或者你知道雇用的是哪位，你會覺得有點像是把孩子交給一位無能的人。畢竟誰會在除夕夜有時間當保母？有好幾位行徑古怪。一位幾近病態地羞怯、一跛一跛的女巨人會出現在我家門口，而我會假裝把自己的殘障兒子（通常還有我的女兒）交給一位陌生人照顧六個鐘頭，真是一件再正常不過的事了。「哈囉，獨眼怪，你好嗎？很高興認識你，請進來吧，我是伊恩。」

獨眼怪發出可怕的一聲嗯哼算是回應。

「這位是沃克，你要打聲招呼嗎，沃克？」我當然知道沃克不會說話，不然我應該怎麼說呢？你看，你們倆好像很合得來喔。我只說了唯一能說的話：「我帶你去看他的房間。」

接著我會依照標準說明，一一解釋沃克的例行公事。這是他的食物、他的衣物、他的尿布、他的更衣間、他的臥室、他的遊戲室、他的床。然後是按表操課：在這個時間要打皮下注射，然後那個時間要使用四C.C.，每四個小時服用兩罐配方奶，你可以這樣操作，把這個接口連上那個接口，然後把這個小裝置裝進那個管口，諸如此類。

「海莉知道要怎麼做，」我們說，一面指著我們那四歲的可愛女兒。這好像是在你急著出門前的五分鐘，要將一座龐大又複雜的房屋管路系統給說明清楚。而且當然我們也的確急著想踏出家門。

當然了，過程之中，獨眼怪解開了她的隨身……行李。行李？獨眼怪總是帶著一個塞滿奇特玩意兒的大毛氈袋。吸入器（自用）、一瓶護手乳液、零嘴（舉個實例來說，一整條麵包。「她是想要做什麼，」我們出門後，瓊安娜這麼說。「野餐嗎？」）有個女人，來過好多次，她發現爬樓梯太麻煩，於是我們在午夜過後回到家，發現她在我家客廳就地露營了起來。沃克還活著，也都沒事，並且向來都是醒著的。海莉漸漸有了最喜歡的保母，一位來自馬琳堂的女子，她會說在鄉下長大的有趣故事；還有其他人，比方說堅持要海莉把糖果袋裡的紅蟲QQ糖全給她，然後一隻隻放到她手指上的女人。我們住在自己的世界裡，一個由沃克打造的地下之城。

第六章

但是讓我問你：我們所經歷的這一切，和其他家長的經歷，真的有那麼不同嗎？即使你的孩子完全正常，活蹦亂跳，但我們的生活是否真的和你們有那麼大的差距？比較辛苦，也許吧；經常都很緊急，是的。但是在型態上真有那麼不同？

我們不是殘障受虐狂。我也見過那種人，那種喜歡享受苦難折磨的殘障兒童家長，並且一有機會就讓其他人都感到愧疚及幸運。我不喜歡他們，討厭他們認為自己有憤怒的權利，將強烈的自憐偽裝成勇氣和同情，沒有能力往前走或開口求助。他們希望全世界都能正視他們的遭遇，然而——儘管我也有很多話要說——我只希望叫人能承認（一個卑微的請求！）我們的生活，包括沃克、海莉、我太太和我，和其他人的生活並沒有什麼不同，除了密度之外。我知道這是癡心妄想。大家經常說：「你是怎麼做到的？有這樣的兒子，你怎麼還笑得出來？」答案很簡單：這比大家想的都要困難，但是也更教人感到滿足，得到更多回饋。他們沒有說出口的是：「你為什麼還把他留在家裡？不是有什麼地方可以照顧像沃克這種孩子嗎？這樣父母親就不必承擔所有責任，倆人可以有點時間工作和過日子，過自己想過的生活，做自己想做的事？」

我也自問過那些問題。我知道沃克有一天會需要住在有人協助照顧的環境，但那肯定是好多年以後的事。我會不經意地提起那個話題，即使是在家裡。「我們應該讓他排進長期照護之家的等候名單，」我會在吃早餐的時候隨口這麼說，但通常是夜裡躺在床上時才思考這個問題。

「喔，」瓊安娜的回答始終如一，「我還沒準備好要這麼做。」

「沒有，我不是說現在，」我會說，「是以後。」

沃克剛滿兩歲時，開始會抓耳朵和咬自己。整整一年半的時間，他都沒有停止這種行為。我們以為他牙痛，或是耳朵痛。其實不然。一九九九年三月，自殘這個名詞首度出現在他的病歷上，就在他剛過完三歲生日不久之後。接著很快就變成捶打自己的頭。他以全身的力道出拳，就像個優秀的拳擊手。海莉把它稱為「磅擊」，所以我們也都這麼說。

諷刺的是，他一直都在進步，各方面都有：手指的鉗形運動更精細，也有進食一點了。（他好喜歡冰淇淋，假如你能讓他吞嚥下去，由於冰冷，冰淇淋能讓他同時微笑和皺眉。）他會隨著物體移動目光以及揮手道別，而且經常像個瘋子一樣喃喃自語。

然後他搖身一變進入黑暗的國度。

是自我憎惡的緣故嗎？我會這麼想。我們替他報名一家有名的復健診所，布勒謬麥米蘭兒童中心（現為布勒謬兒童復建中心Bloorview Kids Rehab），位在北多倫多，他以前在那邊看過一位行為治療師。每次我們所到之處，人們看到他身上的瘀青，都會心想我們是怎麼對待小孩的。無法溝通，桑德斯醫生註記。

有時候沃克在捶打自己並痛苦地尖叫時，是因為身陷極大的痛苦之中。有時候似乎比較像是一種表達的方式，一種讓腦袋清楚的方式，或者是想讓我們知道，假如有辦法，他有話想要說出口。有時候——這實在是令人難忍的悲哀——他一打完自己就開懷大笑。他什麼也無法對我們說，所以一切全憑我們想像。又有更多專家湧進我們的生活。沃克被診斷出是機能上的自閉症，不是臨床上的自閉症，而是他的舉止表現得彷彿如此，同時還患有CFC症候群。桑德斯醫生試過百憂解（Prozac）、西樂撒（Celexa）、瑞斯酮（Risperidone）（一種抗精神病藥物，精神分裂症專用藥物，經常被用在減輕兒童的強迫症行為），這些藥物都無效。有一次在賓州，他把自己的手咬到深可見骨，醫師花了一個小時動手術處理傷口，還在醫院住了一晚。（費用高達一萬四千加幣。）

桑德斯醫生的註記開始追蹤到不斷蔓延的恐怖場景。磅擊耳朵，每天二到三次。我記得那天早上，特別是當沃克猛撞自己時，臉上那副悲痛欲絕的表情。他正眼看著我。他知道這麼做不對也不應該，他知道他在傷害自己，他想要住手，但是卻辦不到——為什麼我沒辦法？他通常發出的低聲哀嚎變得嚇人又響亮。從二〇〇一年六月到二〇〇三年春天，他的每一份病歷紀錄上都提及他的憤怒與悲傷。

他知道他的學習之路已經走到盡頭了嗎？他的視力模糊不清了嗎？連續七十二小時挑釁的行為。悲傷的哭泣連續五天。連桑德斯醫生的字跡都顯得雜亂無章，他被這種尖叫聲不斷的混亂場面搞得無法專心。「一天到晚不斷哭喊，需要有人抱住他。」

我害怕醫生的候診室，和那群衣著整齊的母親以及循規蹈矩的孩子在一起。他們向來都很和氣，但是帶著號哭並捶打自己頭部的沃克走進來，我覺得自己好像光著身子的一人大樂隊，屁股上點支蠟燭，一面唱著「沒錯，我們沒有香蕉囉！」一面闖進教堂。

「母親悲傷落淚，」桑德斯在那悲慘的一年的十二月二十九日寫著，「緊急入住短期照護之家。」

我也記得那一天。我們開車送沃克去看醫生、餵沃克、幫沃克洗澡、安撫沃克、帶沃克去睡覺。我聽見他的哭聲分階段地平息了下來。平常他一入睡，瓊安娜便會鬆懈下來，但是那天晚上，她從他樓上的房裡下來時啜泣著，雙臂環抱住自己。

「他走了，」她說，「我的小兒子不見了，他上哪兒去了？」她傷心欲絕。

因此也許你能理解，就在隔天早上，我開始認真地尋找解決之道。我沒有告訴瓊安娜，但是我必須找到一個除了我們家以外，沃克可以住的地方。我沒有意識到那需要花費七年的時間，而且那會是我所做過最痛苦的事，一輩子都無法抹滅。

在我工作的書桌上，有張照片是海莉在唸書給沃克聽，這是在北方那座安靜小島上的時候。他們並肩躺在床上，沃克抬頭看著海莉手上的書，彷彿每個字都深深吸引著他。我不知道他是否能聽懂一個音節。但是他能聽見她的聲音，很開心能和她在一起，緊緊抓住他那聰慧姊姊的喜愛。他進入了那一刻，而那一刻時光也融入他。沃克是人類生活的一種實驗，他生活在永恆當下的罕見氛圍裡。很少有人能在那種境況下生存。

這張照片讓我想起曾在雜誌上讀過的一首詩，由瑪莉·裘·沙特（Mary Jo Salter）所寫：

我們之中沒人記得這些，這些日子
當路過的陌生人一眼就愛上了我們
只是平常生活，或者是在街上行走
讚美我們的名字，乞求我們的笑顏
你也一樣，再過不多久，我的寶貝

將會失去這一切
你開口要求某人給你一個吻
明白愛如何毀滅那求愛的人
一旦我們能夠對這一切談笑風生

我的孩子沃克不必擔心，他從未開口要求，卻被許多人鍾愛著。但是我懷疑這對他來說是否不費吹灰之力。

「我聽見其他殘障兒童的父母一天到晚說，我不會交換我的小孩，」有天晚上躺在床上睡前聊天時，瓊安娜這麼說。「他們說，不管拿什麼來，我都不肯換。但是我會，我會拿沃克去交換。假如我能按個鈕，就換來一個唸書成績在及格邊緣、最普通的小孩，我會馬上拿他作交換。這不是因為我，或者我們的緣故而交換他，我這麼做是為了他。沃克有個非常艱苦的人生。」

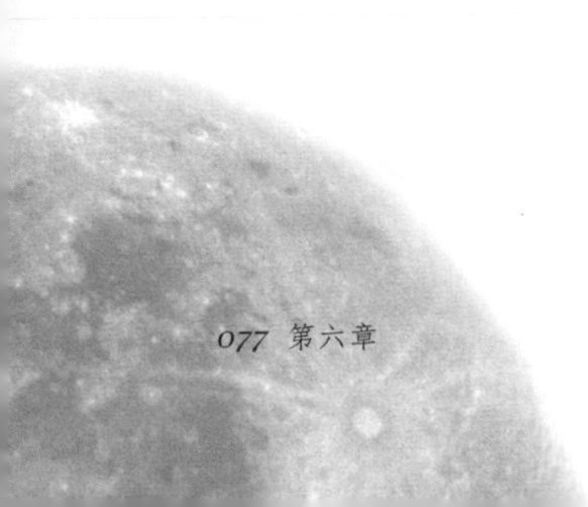

第七章

有七年的時間，我們談論沃克搬到殘障之家的事，或者是更精確地說：在七年的時間裡，我躊躇地提起沃克搬到殘障之家的話題，而我們倆都無法面對這種可能性。我們必須這麼做，但是卻辦不到。

這樣左右為難的狀況，讓我想起讀過的一個生物實驗。老鼠被放進史金納箱（Skinner Box）。箱子裡的底部通了電，唯一能躲過電擊的方法是跳上一個升降平台。很不幸的，所有跳上平台的老鼠都會受到一道噴射的強冷空氣直襲肛門──一個老鼠顯然不會喜歡的實驗。老鼠順從地接受這種無路可逃的兩難局面，不久便顯示出典型的精神分裂行為。我明白那些老鼠的感受。

到了沃克九歲的時候，他的體重將近有六十五磅，而且與日俱增，正如我們的年紀一樣。我已經五十歲，瓊安娜也四十一了；海莉轉眼成了青少女。抱著沃克上樓有如拖著一個帆布袋的鋼彈，重量全都沉在袋底。連續四個晚上只有三小時睡眠的生活慣例，開始產了某種影響：偏頭痛變成我生活中的新主題。我們還能撐多久？絕望感週期地出現，尤其是沃克的健康狀況受損的時候。

我開始注意收容智能障礙者的安定療養院，或是可靠的輔助生活中心等消息；然而每次朝某個訊息追查下去，結果總是無疾而終：沒床位、缺基金、不適合小孩。在多倫多北邊有個十分出名的智能障礙者社區，等候名單要排到二十年以後，並且不收容兒童。我加入社區生活的地方協會，希望自己能討好那些組織幹部，提早找到門路；然而組織幹部告訴我，本市公共之家網絡系統的申請人平均是四十歲的唐氏症患者，同時他們的父母親也是急需公共生活安排的年長者。我的思緒從這對談話之中飄離，心想著未來的路還好長。難怪我們想把沃克留在身邊。在我們的家庭堡壘之外，那個為人數眾多的殘障者所提供的公共安置系統，聽起來活像是左拉（Emile Zola）筆下小說裡的世界。

我們在這種令人氣餒的情況下過了好幾年。在沃克兩歲的時候，那一段他開始捶打自己的黑暗歲月裡，有位家有殘障女兒的友人替我介紹一個人，說他能解決我的問題。他是一位殘障人士的辯護士。我聽說過這類人士，他們幾乎是傳奇性人物，經常聽人提起，但很少親眼見識。辯護士是某種私人經理或經紀人——他們接下特定案件（並非什麼案子都接），並為案主處理龐大又複雜的特殊需求之官僚體系。辯護士幫助這些家庭找出他們的需要為何，規劃出適當計畫以攻擊官僚體系，然後遊說取得照護、支援和資金。辯護士往往是受僱於社福機構，通常是一些慈善或政府撥款贊助的非營利機關。

在認識辯護士之前，我以為每個殘障者案件都可經由某種公共政府系統辦理。我真是大錯特錯。「每個人都得單打獨鬥，」辯護士對我這麼說。他年約三十多歲，身穿西裝打領帶。「你申請到了，其他人便失去這份福利。」他告訴我關於那些透過協議住進團體之家的孩子，以及擁有自己的公寓和每年一百萬元支付看護人員薪水的那些人：這一切都取決於你如何開口要求，向誰要求，以及如何討價還價。「沃克有高度的需求，那是件好事。」他說。

秘訣在於踩住底線，直到你得到想要的為止，因為假如你接受政府微薄的提議，就很難再回去要得更多。另一方面來說，假如他們提議將你的孩子安頓在一處不錯的照護中心，而你拒絕了，你便會被重新安排到等候名單的起點。這份協議的最終結果是一場不公平、不公開，並且無法預測的遊戲，使得殘障兒的父母有著既焦慮又想抓住浮木的心情，同時悲哀地感激任何他們最終獲得的機會。更多新增的龐大罪惡感開始困擾我們。假如沃克住進一處設施完善的長期團體之家，每年的花費至少需要二十萬元。假使他住到五十歲，費用的總金額將高達八百萬元。我沒有八百萬元，但是我所居住的加拿大安大略省有八百萬人口。沃克值得每人為他付出一元嗎？我的腦海裡整夜如此算計不停。

辯護士熟知社會服務的每個環節。我們一起討論了一個半鐘頭之後，我很確信他是位天才，並且這麼對他說，「我希望由你代表沃克，假如你願意多收一位客戶。」我說，態度畢恭畢敬。

「我很樂意，」他說。「他需要一位辯護士。只是有個問題，我要辭去辯護士這一行了，去替內閣工作。」我感到屋裡的牆壁一瞬間全倒塌了。新保守黨政府當家，省社會福利處認為他們需要在撥款機構裡安插自己的人。當我再次遇見像他那樣的人，已經又悠悠過了將近十年的時間。

這是我筆記本裡面的一篇記錄：

二〇〇三年十一月二十五日

沃克的學校來電。「我們遇到了一點危機，」校長艾蓮娜·高斯曼（Alana Grossman）說。

他從咬自己變成了捶打自己的頭，再加上他原本就不斷的抽搐和古怪動作。

我們早上九點在學校碰面，出席的有高斯曼、沃克的兩位年輕老師、湯姆士（Thomas）和狄恩（Dean）、來自學校董事會的心理學家，一位嚴厲、拘謹，身穿格子布洋裝的女士、兩位助教、我和瓊安娜，她尚未從早晨那一連串與沃克的奮鬥中恢復（叫沃克起床、清理、穿衣、安撫、餵食），以至於沒時間換掉睡衣，所以僅在外頭套了件大衣。這是一支照顧一名男孩的大軍。

「他需要刺激，」心理學家說，解釋著他為何要捶打自己。她是怎麼想出這些的，我毫無概念。

「我們希望他是有選擇性的捶打。」

這些人每週和沃克見面一次。他在十天裡有八天會做出危害自己的行為。「他可以接受常規，但是假如要將規矩強加在他身上，就會不高興，」狄恩說，「有時候你的態度要強硬才行。」

「但是我們希望他有所選擇，」心理學家插話。

我也希望她能選擇另一項職業。

「我拒絕相信這是他的本性，」瓊安娜說。「無法發展出一套和他溝通的系統，這也是使得我如此沮喪的原因。」

格子布：「他太依賴讓人抱嗎？」

我想這段談話背後的含意是：沃克希望被人肯定他是個人類。他痛恨自己是如此怪異與不同。現在心理學家想要否定我唯一能分辨沃克並非正常小孩的理由。

在期盼有援手將我們從這場噩夢中拉出來的漫長等待中，孩子的需求日增，而我們的能力日漸萎縮；沒有了辯護士，我們又回到政府所提供的特定服務，那是公家找出永久解決方案之前的權宜措施。有短期照護服務——照顧者每週過來家裡兩次，每次陪伴沃克半天。但是你必須找到這些人，申請並取得核准。我們所需要的每件事都要填表格：哪種表格？去哪裡取得？誰有時間去拿？要寄到哪裡去？一旦寄出之後，就只好乖乖地等。

有許多聰穎的大學生經由這個管道，來到了沃克的生命中——我的笨腦袋只記得幾位女性，關、伊莉莎白和黛兒。關是德州來的中世紀研究者，一位聰明又有創意的女子，像個性感圖書館員，有一位高大又和善的男友。伊莉莎白是我認識的第一位《魔法奇兵》（*Buffy the Vampire Slayer*）迷，一提起影集中的女主角便妙語如珠又滔滔不絕，她教我重視這種通俗文化狂熱。黛兒是最貼心的一位：文靜，深色頭髮，專攻兒童教育的勤奮大學生，她自己也有一位殘障兄弟。海莉拿她們當大姐姐一樣，而沃克給她們的困擾不比一條忙碌的街道多。她們是如此年輕、充滿朝氣與活力，我是多麼地感謝她們。我心中的感激之情油然而生，可比雜草在草坪上茂盛地生長一般。

但是她們都有自己的人生，從來不曾久留。是有一些稅額可以減免，但是瓊安娜和我都有工作，因此收入通常過高而無法申請，我們填完了明細表之後才發現這點。有一些計劃提供輔助器材的補助，但是要填寫的文件有一大堆，更別提到背景審查，政府似乎認為我會有理由想騙取一張網床和點滴支架；沒錯，我最想要騙的就是這些！不論如何，總要有一個人來填表格，而我們倆都有工作，還要全天候照顧沃克！當我們倆都開始轉任自由工作者，爭取到更多時間彈性，表格的確是填完了，瓊安娜和我用了一個星期的時間，每天花四小時填表。同時我們的收入減少，終於能夠申請那些稅額減免了。整個體系很像是魯比高堡（Rube Goldberg）的奇特裝置。

接著只剩下那一心為殘障者奉獻的官僚體系了，那四肢健全的官僚體系可算是另一個外星系。沃克五歲的時候，開始去比佛利中等公立學校上學，那是當地一所有名的機構，專為智力障礙的殘障學童提供教育，學生和老師人數的比例是三比一。學校有明亮又開放的空間，方便視力無法看透一般窗戶，或者是無法輕鬆走過標準大門的學童使用。它對沃克的自信產生立即的影響，在短短一個月的時間裡，他從需要人帶他從一間教室走到另一間教室，進步為有辦法自己走動。但是一年不到，省政府宣佈了關閉該校的意圖：學校僅收容殘障兒童，一種「隔離」設備，以殘障教育的術語來說，和省府支援「融合」學校的政策（經費會省很多）相牴觸，以便於（從理論上來說）讓殘障兒童和健全兒童一起學習、彼此適應。融合學校通常都很出色，某些特定世代和政治類型的教育者都偏好這類學校。但即使那些教育者也會承認，融合並不適用於每個人，專門機構對於像沃克這種遲緩兒會更有幫助。

但是省政府持更重大的理由反對比佛利學校：學校不符合教育部晦澀難懂的面積法則。為了證明縮減省內的教育預算乃適當作法，教育部長決定學校必須符合每平方呎地面面積所能容納的學生人數。如此一來，保守黨政府得以在郊區，也就是他們的支持者居住地，興建更新、更「有效率」的學校，然後在大城市中心，較多惱人的自由黨份子聚居處，關閉學校。比佛利並未配合面積法則，因為裡頭的殘障學生需要較多空間，以便使用輪椅、海棉墊、呼吸器、採光空間、四輪車，因此安排該校關閉。公眾的怒火最終迫使政府繼續讓學校營運，但是政府的優先順序很清楚：殘障者無法投票，因此不值得花太多精神在他們身上；他們不符合資格公式——或任何一種公式。

我們依然盡力拼湊應付沃克的需求。在奧勒佳、我們夫妻倆、短期照護、大學生、特殊計劃、罕見病的代理人、學校和運氣之間，我們設法撐了十個年頭。例行公事變得更上手，但是壓力依然不減。我們存不了什麼錢，沒辦法認真做計劃，我們旅行的路程不能超過汽車和手推車所能負荷的距離（現在沃克長大了，搭機的危險性也更難以掌控），也要考慮附近有沒有好醫院。我們試圖過著好像一切如常的生活，但是例行公事就像必須陪沃克睡覺的姿勢一樣令人難熬，而未來顯得悲哀又貧乏。我們花在沃克身上的錢，光是配方奶，每年就要支出一萬兩千元，還有花在尿布上的錢，林林總總加起來足夠支付海莉大學的學費。她天真而勇敢地說會去申請獎學金，但她已經成為一個焦慮不安的孩子，生活在一個隨時有事情會爆發的家所產生的後遺症。我不停地作著夢，夢見金錢，夢見把自己的東西擺錯地方，夢見被追逐後中槍倒地。

然後，忽然間，陰暗的未來露出了一絲曙光。二〇〇三年的秋天，我們再度受邀到好友約翰和凱瑟琳的小屋過感恩節週末。長久以來陪伴我們的艾倫．克林和泰卡．寇思比，以及另一對夫妻，羅莉．哈金斯和柯林．麥肯錫，這幾位老友也都是座上嘉賓。我們沒機會和大家多聊，因為沃克的狀況很糟。他不停地哭泣、捶打自己，並且不斷要求眾人的注意，不是一個人，是兩個人（有時候是四或五個人），整整三個加拿大的秋日都是如此。

兩週後，由於泰卡和凱瑟琳的不斷遊說，羅莉打電話給我；是打給我，而不是瓊安娜，羅莉知道我們倆哪一個有較冷靜及包容的心。「我想介紹你認識一個人，一位在瑟瑞廣場中心當辯護士的女士，」她說，「那是一家地區機構，專門研究及治療自閉症，我想她應該能幫得上忙，你們需要協助。」在羅莉那雙明亮的眼眸看來，我們的生活，包括沃克和我們的，是噩夢一場。

辯護士，又來了。那位女士會過來家裡，認識一下沃克，看看我們的情況，調查我們的生活。假如我們的「需要」——這個名詞在我的心中永遠帶著括號——夠急迫，她會試著在特殊需要的世界裡替我們找到一個角落，讓沃克能夠或站或坐或生活，但是我不抱持太多希望。

二〇〇四年四月四日

現在我們找到一位辯護士來辦理沃克的案子，她的名字叫做瑪姬．尼茲威奇。「我們會開始初步申請長期照護，」我們第一次碰見面時，她這麼說，就在去年聖誕節之前。我一定是一臉驚訝。「你不必現在做決定，」她很快又說道，「考慮一下吧。」

不論是什麼狀況，這類的申請都要花上好幾年時間。出乎我的意料之外，沃克既有行動力，卻又無法獨立的特質，使他成了一個複雜的案例。有些團體之家收容病弱的孩子，但是沃克可能會到處跑，關掉他們的呼吸器，只是為了按按鈕的樂趣。還有一些地方收容智力障礙的孩子，但是他們無法應付沃克的脆弱小男孩體型。

兩種地方都短缺的情況越來越嚴重。光是在多倫多，每個月有二千四百位殘障人士，在七十六家團體之家中尋求空位。有些人等了八年，空位的變動不大。

「我們最好的賭注，」瑪姬說，「是找一家有名望的社會服務提供者新開的分社幫忙，他們特別擅長照顧那些不尋常又難照顧的殘障者。」

我實在難以忍受沃克離家生活的想法，但是我的罪惡感現在已變成一種奢侈。我們必須行動。他連一分鐘也無法獨處，一天二十四小時都這樣，總有一天他得搬出去。瑪姬說早點開始這種轉移是件好事，要是到了十八歲，可能就永遠辦不成了。

首次面談是在我家的客廳進行。瑪姬的年紀比我們大，或許六十出頭，高個子，灰色的及肩頭髮。她異常冷靜，聆聽的時候比開口說話要多上十倍。她不使用社會服務的那套術語，這令我立刻就喜歡上她，就連瓊安娜也願意坐下來和她談論長期照護——多令人意外。

「沃克對於愛有反應，」瓊安娜告訴瑪姬，「我們希望他能去一個地方，在那裡他們會愛他的全部，而不是某部分的他。」

但是她其實沒有那個意思。就像我，她一點也不希望他離開。

我父親和沃克之間有某種連結，倆人之間有某種不能言喻的感覺。我父親已經九十幾了，他依然去上班，每天早上依然練十五分鐘的健身操，但是他感受到自己的體衰，而且痛恨這種感覺。他在九十三歲時，因為傷到頸部而放棄了他的車，但他始終認為自己會再開車。那是不可能的，但是車子是他的平衡器：他走起路來，無法像某些人走得那麼快，但是在車子裡，他就和從前沒兩樣。他叫做彼得，我把他的中名，亨利，給了沃克。

我在週末時會開車去幫忙父母。他們倆獨自住在河邊的小房子，那是雜亂市郊中僅存的一小塊鄉居淨土。他們需要我和我的車來幫忙跑腿辦事；理髮店、酒店、來回的接送、雜貨店、每週定期回醫院包紮父親靜脈曲張的血管，討母親的歡心——這些是他目前的樂趣。他一心想要維持行動力，因此在車上演出三幕退場的戲碼：車門打開，雙腿晃到側邊去——「你可以嗎？」「沒問題。」——手臂往車門邊張開來，彷彿他要從塞斯納的某個海灣跳傘，一躍而下地跳到深處的地面。上身後仰，彈射器向上，然後……彈射出去！穩住！配重以避免前傾！他可以嗎……好耶！萬歲。人體彈弓，買牛奶或者到銀行繳清帳單——那是他和我九十四歲的母親有往來的兩家銀行之一，以免把所有雞蛋放在同一只籃子裡。

我父親的皮膚脆弱得有如聖經的洋蔥紙。以前我和他見面時，會用手輕輕攏住他的肩；現在假如我不小心又這麼做時，他會稍微退縮一下，這麼做可能會把事情弄混了。弄混是絕對要避免的事，任何形式均如此。例行公事不能有所變化——跑銀行、回收空瓶、然後是雜貨店，就依這個順序——連路線也要一致。「你為什麼走這條路？」他坐在車裡這樣問，彷彿我是在質疑碳分子的存在。他會比約好的時間早四十五分鐘到達。他隨身帶著一條手帕，為了趁我不注意的時候，偷偷揩去左邊嘴角的唾沫。他討厭的不只是高齡：他認為老去這件事根本是冒犯。他的心思很警醒，帶一點易怒的感覺。隨著力氣消逝，他著名的寡言少語也不復見。現在他變得愛抱怨，除了和沃克在一起的時光，他們似乎了解彼此的缺陷，對彼此都耐性十足。

他們每一回見面，相同的事重複上演。孩子站在老人的前面，我父親握住他的手，凝視他的雙眼。「哈囉，」他說，他們爺孫倆都微笑了。我父親不需要別人的指示，便知道要怎麼做。「你好，斯納德葛瑞斯（Snodgrass）。」他以前都會對我這麼說，對我的兄弟也是。接著沃克會爬到他腿上去，一動也不動地坐上二十分鐘。沃克認得他，我不知道怎麼會這樣，他難得見到爺爺一面。並不是說我父母親不喜歡他，他們只是承受不住這種憂心。他們會在他生日的時候寄生日卡，並且要求我們替他買點合適的聖誕節禮物，每回我去他們家，他們都會問起他，但是一想到沃克去他們家，直撲我母親古董牌桌上的繡球花瓶，那種混亂場面——不了，那不是什麼賞心悅目的事。光是他的鼻子就能使我那位抗菌戰士母親大大地分神。

她愛他，這是無庸置疑的。她——她的名字是西西——像愛著大自然萬物一般地愛他，就像是她的鐵線蓮或玫瑰花，或者是花園裡腳下的潺潺小河，彷彿他是她血管裡流動的一塊厚重又正常的殘留物。那是她天性裡頭的農家女特質，使得她對大自然所帶來的一切逆來順受。但是那位農家女孩——結實、強壯、勇敢、甚至是兇狠——同時也對他的科學需求，那些管子和藥劑，感到畏怯，她深怕會對他造成更多的傷害。在我告訴她沃克的殘障情況那一天——那是在我們去費城醫院診斷過，得知他的閱讀及其他許多能力，永遠無法超越兩到三歲的小孩之後——她坐在那棟無懈可擊的小屋中，電視間的那張雙人小沙發上。她看著我，雙手夾放在膝頭之間，面無表情，然後她移坐到沙發椅的前端。

「那麼，我們也只能愛著這樣的他了。」

在我的成長過程中，她不曾帶給我太多的溫情，也許沃克讓她變得更加寬容（假如真是這樣，那麼他可說是具有神奇的力量）。這根本算不上是一種回答：「我們也只能愛著這樣的他。」但那是唯一無可動搖的答案，我的母親有種直擊堅不可摧的真理底層的能力。

另一方面來說，我父親是他孫兒的朋友。他們會手牽手坐在一起。假如沃克抽泣，他會聽見一種明快又帶有航海氛圍的聲音說「好了，別哭啦。」——父親多年來擔任皇家海軍少校的身分又回來了。祖父和孫兒心滿意足地彼此等待著，也許他們是在等待同一件事——但那是一件什麼樣的事呢？你看見他們時，心裡自然會浮現這樣的念頭。這個男人變成了我，然後又變成沃克。那種躊躇、猶豫，以及懸而不決——那是那男人的，那孩子的，也是我的感受。

我父親不是個易感的人：他在一九一八年，也就是四歲的那一年，被送到寄宿學校。他最摯愛的兄弟哈洛，在一場戰役中於軍艦上遇難；另一位兄弟離家後，從此下落不明，也未曾有人提及。但是沃克軟化了他。父親的年事越高，這種情況就越明顯，他看著這個不全的孩子，開始明白力量並非如他所想的那樣無堅不摧。

而現在我打算把他的孫子安置到療養院。

二〇〇四年四月中旬

在多倫多一家專門研究自閉症的機構——瑟瑞廣場，進行另一場診療。一位行為治療師替沃克進行治療。

這些診療總是如出一轍：遊戲室，戶內到室外鋪滿地毯、粉彩色系的牆壁、六名聰慧的女性手持寫字板，年紀都在三十到五十之間，身穿丹寧布直統連衣裙，或寬鬆又有彈性腰身的石磨水洗牛仔褲，很適合陪著在地上流口水的孩子們進行活動。

今天的診療是關於沃克的撞頭行為。我們總是能學到一些新術語。

「所以這是內在性的？」

「這是內在的動機，他顯然能從中得到某種快感。」

「他的動作技能精細不足，無法進行手語。」

「對於技能表現低落者，用手指示可能比較好。」

為了讓沃克學會以手指示進行溝通，他需要十堂以手指示指導課程。這是一項新的「實行措施」，需要新「吸收」，產生新形式。

其中一位治療師告訴我，她把一半的時間花在與復健世界裡的官僚體系進行協商。若是沒有這些女性在黑暗的隧道裡點亮前燈，我可能在好多年前就撒手放棄了。

這位行為治療師並未激勵人心。「要阻止這樣的孩子毆打自己，」她說，「得藉助食物和玩具，但是沃克對於那些一點也不在意。」

回到了家裡，瓊安娜很震驚。「這正如我所想，天哪，他們什麼也不知道，現在我明白了，誰都無法對我們有所幫助，因為沒有人辦得到。」

二〇〇四年四月二十八日

申請進行六個月了。我們的辯護士瑪姬將我們介紹給莉莎．班魯比和敏妲．拉托維士奇，沃克新的特殊需求團隊之主腦。瑪姬已經為沃克的案子奔走六個月了，莉莎是老闆。

這三位過來家裡，坐在我們的客廳，聆聽沃克到目前為止的故事。我們知道要如何敘述。和醫生不同的是，莉莎、敏妲和瑪姬和我們有眼神的交流，他們似乎也真心傾聽。「你們是如何撐過十年的？」敏妲問，她看起來似乎很真誠。瓊安娜的淚水幾乎從頭到尾都沒停過，我哽咽了起來，不得不擤擤鼻子，後來我向瑪姬道歉。「不必如此，」瑪姬說，「你能哭出來是件好事。」

敏妲會擔任我們的個案工作者。在安大略省推動這項方案之前，發展遲緩的孩子必須成為國家的被監護人──由父母將法律上的監護權讓給兒童援助協會──以取得入住團體之家的資格。在新方案之下，我們仍然可以當沃克的父母，這對我們來說是一大解脫與必要條件。那種不得不採取先前方法的可能性嚇壞了我，讓我看清我們採取的行動的龐大黑暗面。我們必須做出所有決定，但是照顧他的責任則會分散開來。敏妲，我的新天神，拒絕將任何可能的團體之家稱之為沃克的家，她說，「那也會是你的家。」

真正的問題在於結構方面。直到最近為止，沒有任何人——政府的基金組織當然更是不在此列——願意承認一個能夠被愛的孩子，仍有可能讓他或她的父母親無力照顧。因為直到二十年前，像這種需要綜合醫療的孩子並不存在，他們無法存活下來。高科技醫學創造出一種新型人類，需要超凡的照護，社會尚未領悟到這個事實，特別是在實質程度上。

而沃克是這種新人類中特別需要照顧的例子。是有一些高品質的療養所，但是通常只有十到十二個床位，在每日二百五十元的花費之下——全天候照護、住所、食物、交通等——資金有限，並且要視需求而定。那些稀奇古怪的裝置就足以使人傾家蕩產：滾筒式餵食椅，七百二十九元；超輕型安全帽，一百二十九元；紗帳床（安全起見），一萬元。我們花了將近三年時間才買得起家裡沃克睡的那張床，而且最後還是靠瑪姬幫助才完成，同時我竟然在短短二十分鐘之內成功申請到五十萬元的貸款。「我真正想要的，」瓊安娜在他們走後說，「是他們能給我們錢，讓我們僱用他所需要的全天候看護，在我們家裡。」

我不同意，我不確定在家裡設置一所微型醫院能改善什麼。

但是瓊安娜宣稱她從沃克身上得到一種啟示。「有時不是在對與錯之間做抉擇，」她說，「有時候是要在很糟及比較不糟之間擇其一，那是我所得到的啟示——有些事情沒有絕對可言。」

她會回心轉意的。

我們的婚姻到底怎麼了？許多時候，這種感覺像是一個人身染痼疾，而自己卻不知情，逐漸消瘦下去，但是每天仍義無反顧地去上班。

「我們太強烈要求彼此在沃克身上付出心力，」瓊安娜在某天早晨這麼說，對我解釋我們共有的壞心情，「因此等到我們需要照顧彼此的時候，已經沒有任何力氣了。」

據估計，因為照顧殘障孩子而婚姻破裂的家庭約有六到八成，根據研究，撐下來的家庭培養出更強大的力量來對抗挑戰。我不知道這些研究有多少意義，在我們的例子，怨恨就像一層鋪天蓋地的細沙，舉目所及之處無一倖免。但是離開彼此的念頭卻不曾出現；假如我們沒有攜手合作，絕對照顧不了沃克。

在我們分開的夜晚，夫妻關係並不亞於室友。早上我會在家裡見到瓊安娜，帶著尿布和餵食袋，懷中抱著睡眼惺忪的孩子，出門去看門診；夜復一夜，她將他抱在膝頭輕搖著，或是把他抱走，不讓他去碰海莉的作業簿，或者將配方奶倒進他的G管裡，又或是（趁他難得入睡的珍貴時刻）舒適地坐在廚房的松木餐桌旁，手邊拿著一杯茶，偷閒地讀起報紙來（我當然對此事忿忿不平，因為我根本沒有時間看報；就如同我們的角色對調之後，她心中湧起不平之鳴一樣）。她的茶。我經常想起這件事，當我們都累到沒力氣講話時，她在一天裡不斷重複加熱那杯茶，並且老是擺在手邊，彷彿那是某種讓她能走下去的支撐。我開始研究起她的晨袍：我在手工藝品市集買的和服晨衣，藍綠色的日式拖地長袍，夏天穿的絲綢晨衣，以及在冬日寒冷的屋裡，她所穿的那套萬用黑色棉衣。我的妻子，這個古老的名詞；我孩子們的母親，沃克的媽媽（尖酸的口吻再度出現了，她想要第二個孩子。我明白受孕的時刻我也在場，然而這仍無法阻止我怪罪那個孕育出他軀體的身體）。瓊安娜從相同的苦惱與受害角度看待我：她在家裡工作，而我則否。我每天都有機會溜出家門，她卻從來無法逃離這包袱。「她一手攬下一切。」在一次雞尾酒會上，我聽見有人問一位朋友我們是如何處理這一切，那位朋友如此回答。我憎恨這種說法，因為我明白那不是真的：瓊安娜幾乎無時無刻不在，但是因為她對一切事物的感受都很深刻，因此沃克的任何一點痛苦、病痛或不快樂，都能夠以悲傷擊垮她，使她癱瘓無力。在那種時刻，我們仰賴的是我平凡的責任感，我那頑固的核心。

有時候在早晨，我累得沒法子對她說哈囉，而且我原本就脾氣不佳。她就像你在街頭遇見的某位公司同仁，點個頭問聲好，微笑一下，然後便各自走開。（我蹣跚走進廚房時，她會對我說早安，我會咕噥一聲算是回答，然後她會再說一次「早安」。）我很欽佩她，但是付出額外的關懷，偶爾為對方做出善意的舉動，這些維持婚姻的基本需要，實在太難為我們了。我看待她，看待我們之間，距離越來越遙遠；世上還有其他更糟的處境，但是我們之間似乎永遠沒有改變的可能。

關於沃克的協商談判從以前到現在都未曾止息。「週三你能不能帶沃克去看遺傳學醫生／牙醫／營養師／心理醫師／還有其他一大堆醫師的門診？」我的妻子會這麼問，她既有條理又直截了當，我的手法就比較中庸：「沃克明天有遺傳學醫生／牙醫／營養師／心理醫師／還有其他一大堆醫師的門診。」我說，讓問題不言自明。

我們爭論該誰帶他去，上次是誰帶他去，誰有比較多或少的工作，誰有截稿期限，誰付出得最多。談到錢的問題更是一發不可收拾。瓊安娜沒有能力付出比現在更多的錢，但是我不知道自己要去哪裡生出更多的錢來貼補。我們也有屬於兩人的親密時刻，但那些時刻是如此難得，如此急迫，以至於有如幻覺般地不真實。沒人能說我們的效率不佳。

理論上來說，殘障兒能使家人關係更緊密，那是一項共有的計劃，攜手面對的挑戰，一種聯結。實際上，沃克剝奪了我們所有的隱私，而我們是相當注重隱私的人——獨行俠、閱讀者，以及沉思者。沃克非但不能讓我們緊密聯結，他打散我們，讓我們一下子失去大量的隱私，一旦無人打擾或沒有意外時，我們便迫切地尋找避難所。我經常擔心我再也不會有時間讀完一整本書了，我的專注力似乎被永久毀滅了。我很早以前便放棄了打算買棟小木屋或度假屋的計畫，去醫院看門診就是我們僅有的能力所及。

我們之間會有好幾個星期都沒有真正的接觸溝通，然後我們會吵架，也許是想強制形成連結。沃克強烈需索的存在證明永遠不會改變，殘障兒的家庭污名——扯爛的百葉窗條板，他可以把窗條抓在手裡玩個沒完；一堆又一堆的尿布，有如叢林裡的植物般不斷自我繁殖；他的牙刷躺在廚房抽屜裡；如雪崩般的藥水、乳液、皮下注射器和瓶瓶罐罐，都被櫥櫃門擋在裡頭；這所有的一切，這一團亂處處困擾著我們，要對方把那該死的牛奶放下來有那麼困難嗎？

也許問題出在我們夫妻身上，而不是他，我經常這麼想，其他的家庭——我知道他們確實存在，因為我會在網上讀到相關消息——似乎應付得很不錯。我們有一度生活得光明燦爛，在那孩子出生以前，我想念那些時光。

但是，我依然愛著我的妻子。我依然愛慕她的身體、她的棕色肌膚，我依然想要保護她。她還是能讓我笑開懷，巧妙地說個故事，記得她聽過的任何歌曲的歌詞，能夠串連起電影裡的每一幕，擁有寬厚又持久的善心。她仍然是海莉的能幹母親，我依然能用其他人都辦不到的方式逗她笑，依然能找到那些只有夫妻彼此才知道的古怪又隱私的角落。我們有機會的時候會並肩躺在床上，瘋狂地說著雙關語：我能聽見她的心思呼呼作響地壓制了我。我忌妒她的看報時光，但是不在乎她對他人付出的愛；我原諒她在許多場合所感到的深沉恐懼，她對那孩子掙扎不已的愛。我一直都願意伸手幫她度過那種自我憎恨的黑暗，說來，那孩子有時也讓我們變得更寬容。你無法想像一個人對另一個說「沒關係，我來帶他去看醫生」能帶給對方多大的快樂。

舉例來說：有個晚上，我們去參加派對。當時是聖誕節，辦公室的人在這個城市的某個黑暗角落裡，找了間黑暗的酒吧辦派對。沃克當時還小，不到三歲。我在室內的另一端倚牆而坐，一面隨意聽著一對我認識的夫妻談論神聖的基本教義派，偏偏是談論這個話題。我真正在做的是觀看我的妻子，這是許多人夫的秘密嗜好。我看著我的妻子從她那永無止盡的束縛之中，從那看護殘障兒子、日復一日的家庭生活之中，短暫地破繭而出。她的臉上掛著在朋友圈很出名的、處於逆境下仍不屈不撓的表情，但是我知道她為此付出多少代價。她在吧台邊，和一名我認識的男人擠在一起，那是我們的一個老朋友。她放聲地笑開了，我已記不得她上一次這麼笑是什麼時候的事了，至少是在有我陪伴的時候。他們看起來很親密：肩並著肩，喝著相同飲料，伏特加加通寧水。我知道他十分仰慕她，甚至有一回我還問他——我承認當時我喝了幾杯——他是否愛上了我太太。

「是的，」他說，「我的確是。」

「是會造成問題的那種愛嗎？」我說。

「不會，」他說。「不會造成問題。」

「那麼好吧，」我說。「你盡管去愛吧。」

問題就在這裡：我真的不介意。從頭說起的話，在她的隱私裡，她為我那殘破的隱私保留了空間。在她經歷過這一切之後，我又怎能對她那一刻的友誼、自由、調情、甚至是溫柔的親密感到不滿。我怎能忌妒她獲得那種自然的注意力，那種來自某個新鮮男子坦白的愛慕凝視，那個不必討價還價以求得任何喘息機會的對象。在他高大身形的陪伴之下，她的笑容沒有停過，我很驚訝地發現自己居然樂見其成。我相信她有她的秘密，我也很樂意如此維持下去，變成只屬於她一個人的秘密。有一次我瀏覽一位殘障兒父親的部落格，他討論到這類的事情。「殘障兒教你訂出自己的規矩，」他寫道。我慢慢地啜飲一杯飲料，心想我不在場的時候，她會怎麼做，我知道她對我也懷有相同的念頭。

我們大多數時候會原諒彼此，沃克教會我們怎麼辦到這一點。

二〇〇五年一月二十五日

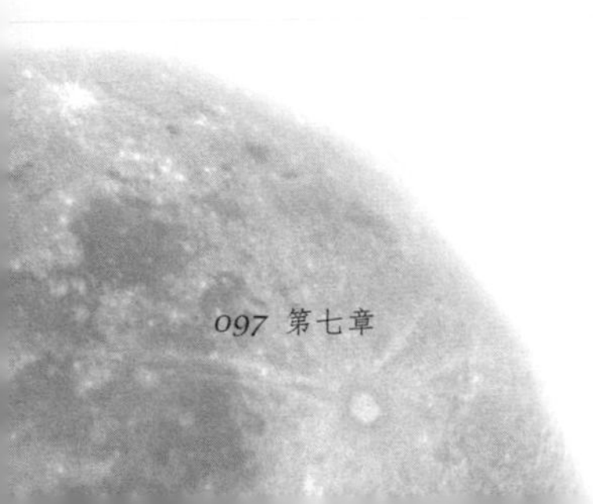

我首度拜訪史都華之家，那是一家獨立的，由營利輔助的生活機構，可能——可能，在特殊需求團體的介入之下——會有供沃克生活的空位。

那是由艾倫·史都華在三十年前所成立，他本身是一位寄養人。

當我來到門口，心中感到驚懼不已。我知道走進滿是殘障兒的屋子是什麼感覺：每次我到學校去找沃克，總是對那撲面而來的大叫及號哭感到震驚。但是這一回不同：這裡是他們的領地，要符合標準的人是我。我無意間走進一個裡頭有五名孩童的房間，但是每個人都遠離其他人，隱密性十足，活像是存在於不同的銀河系，悲哀程度讓人倒抽了一口氣。

每棟平房式的屋子都住有八名孩童；空間足夠容納所有餵食泵、輪椅、升降機還有玩具；地板毫無縫隙，沒鋪地毯，方便輪椅行動。那些孩子們的身材矮小或扭曲，但是神情自若：這是他們的地盤，一個他們不再是異於常人的避風港。學校距離家裡有二十分鐘的巴士車程；當地的醫生接受出診；那裡有家好醫院，員工裡有一位護士，一位精神科醫師隨傳隨到。瓊安娜不喜歡那地方的一點是，那裡有種臭味，一種微弱的麝香味，前調是人和廁所的味道。

「當然了，目前沒有空位，但有時候會出現無預期的空缺。」主任黛安·督瑟特告訴我們。

我想她的意思是指有孩子死去。我很樂意等待。

二〇〇五年四月八日

特殊需求專案辦公室。在我開始談及尋求外力協助養育沃克這個念頭後的第七年，敏妲．拉托斯基幫他找到一個位子，那是在位於多倫多市郊的皮克林，四十分鐘的車程之外。

那裡已經住了兩位行動自如的孩子：肯尼，十三歲，一名又高又瘦的孩子，在一次幾乎溺斃的事件中傷及腦部，但是能明白別人的意思，也能藉由揮動手臂和發出聲音來表達自己；香黛兒，個頭嬌小的八歲孩子，她會說話，也能明白別人的意思。肯尼會當沃克的室友──這是一種大男孩的概念，令人興奮不已。典型的開始是二到四次試驗性到訪，奧勒佳會在新家留下過夜，教其他的工作人員如何照顧沃克，而瓊安娜和我去工作。「然後是入住，」敏妲說。接下來兩週不准探視，以便安頓下來。你得花好幾個月的時間才會明白，「你可以隨意放下咖啡杯而不必擔心被沃克拿去亂扔，」敏妲向我保證，「但是到了那個時候，他會經常回來家裡。」瓊安娜似乎已經認命，或者至少是對我們長久以來的決定已經麻木了，但我感到很受傷。

我覺得彷彿他為我的生命所塑造的形式，他帶給我的深刻命運，正在逐漸消逝。而這是為了什麼呢？為了我一己的舒適？因為沒有完美的解決之道？當我想到這個家裡沒有了他，我整個人就變得空洞。

沃克搬新家的日子，二〇〇五年六月二十五日，也是學期最後一天，一天天接近。直到現在我才明白，當時我陷入了無盡的悲慟。我去看醫生，抱怨胃絞痛，醫生檢查不出毛病。悲慟——「沉默的簾幕，」路易斯（C.S.Lewis）如是說——是隔離我和其他活人的裹屍布。我不認為有誰能明白我們的困境，他們若非認為我們是怪物，必然認定我們是傻子。在不是輪到我陪沃克睡覺的夜晚，我會去附近的酒吧，但我光是喝酒，獨自一人坐在位子上聽別人談話，想偷聽一點正常的生活。我希望有人找我說話，幸好沒有人這麼做，但是我想找回一丁點的舊日歲月。

有時我甚至會去脫衣俱樂部。我會在晚上載保母奧勒佳回她的公寓之後，開車回家的路上去到這些地方。我想我需要感覺一些事情，除了失去沃克之外的事情，無論那些事有多老套或卑劣，而那件事情，就是我最基本的慾望。在脫衣酒吧，有那麼一會兒，你有你的慾念相伴，那些可信賴和意外的慾望，並且提醒你自己，你所成為的這個陌生人的那些舊嗜好。

我最懷念的是他的怪異。在有沃克之前，我想像那些家有外貌殘缺的殘障兒父母，必定帶著惶恐的心冒險出門：被人行注目禮、目不轉睛地盯著瞧，甚至是嘲笑，那是多痛苦的事。但事實是，沃克愛死了坐他的推車出門，我也喜歡和他一同上街蹓躂，呼吸大道上的空氣，和他聊著路過的招牌。他對我的說話聲音有反應。「你看，小子，有隻大狗耶，還有一個女孩，是他的主人。你看她那頂大毛帽。」我們聊這一類的事情，這些會逗他發笑，並且他顯得很好奇，那是他的表情之中，我最喜歡的一種。人們回頭看著我們，經常是情不自禁地盯著沃克多塊狀的臉部、走樣的五官，以及蠕動的身軀。他們有好多種不同的注視方法。有的人看了一眼就移開目光，這是最常見的一種。還有面帶微笑的注視，好讓我們知道我們沒有被排擠，沒什麼好感到羞恥的。有的人毫不掩飾驚嚇之情，孩子們直接盯著瞧，而有些父母甚至不會告誡他們別這麼做。我得承認我視他們為動物，街頭的惡狗。

有些懷孕婦女，或是我想像她們已開始經歷傳宗接代這檔事的年輕女子，踩著喀噠的腳步聲，在街上向我們迎面走來，一對鐘樓怪人和他喃喃自語的看護組合，使得她們漂亮的臉蛋上出現一抹警戒疑雲。然後她們目光探索我的臉，想找出某些暗示，證明我是否可能是生出沃克這種孩子的父親。但是我的長相平凡，於是警戒疑雲退下，但仍盤旋不去。異常具有掌控我們的能力，因為它會隨時出擊。

這種注目禮曾經困擾著我。最糟的冒犯來自青少女，她們情不自禁地既害怕又渴望這世界能興高采烈地注視她們——這些女孩既想突出又想融入，這是沃克和我所無法擁有的雙面人生。有一年春天，在棒球季剛開打的時候，我帶他去看多倫多藍鳥隊比賽。他當時的學校，就是專為殘障兒童開辦的那家，全部同學都出席了：三十個彎曲殘破的身體，嗶嗶聲、高聲喊叫，以及粗厲的叫聲從輪椅和推車裡不斷傳出，排成一路縱隊，沿著人行道行經二十個街區，穿越大半個城市前進。這支隊伍就很夠瞧的了。我們抵達體育場的時候分道而行，我推著我的孩子穿過擁擠的人群。

那天是教學日或者棒球日，還是這兩種日子的奇特組合，體育場到處都擠滿了青少年。一種相同的儀式不斷上演：某個高挑的青少女身穿粉紅或藍色流行上衣、白色迷你裙以及夾腳拖。這個迷你三人幫的頭頭總是個頭較小的女孩，身上的打扮如出一轍，在沃克和我朝她們迎面走來時，會注意到我們。頭頭兒會朝她們的夥伴靠過去講悄悄話，然後全部的人一起行注目禮，有時候其中一個會笑出來，更常有的反應是以手遮嘴，假裝隱藏驚訝。我情願她們大聲笑出來，也不願她們客氣地嘻笑作態。

重點是，我很清楚那種被注視、被當成恐懼、同情，甚至是憎恨對象的感覺。我希望沃克無法體會這些；他似乎對這些視而不見，漸漸地讓我也學會去忽視這方面。這些日子以來，我們在大道上昂首闊步，彷彿那是屬於我們的天地。沃克讓我看清楚，有多少我們遵守的生活規矩，其實都只是無中生有。

我回想起他離家的那天，但腦子裡卻彷彿塞滿了棉花團，朦朧不清。我們開車過去，一路上很安靜，瓊安娜已經事先分了好幾趟，將他的衣物和玩具載過去。那是一個晴朗的週一下午。我們蜂擁地進了屋裡，有六名在那裡工作的女子出來迎接他。香黛兒，那名八歲的女孩，馬上就過來招呼他。我們被帶去參觀臥室和屋子的其他部分；去看花園，詳細介紹他的用藥、餵食、餵食泵的操作，全都是為了消除我們的疑慮。我們待了約有一小時。然後我們擁抱他，親吻他，然後再度擁抱他，我、奧勒佳、瓊安娜、海莉。接著我們又再做了一遍這些事，然後我們逼自己離開，大聲地對大家道別，試著移動腳步，盡量不要原地站著，以免又回去做剛才做的事。少了沃克的回程路上，車子裡沒有悲傷或怒氣，而是絕對的警覺，彷彿我們正冒著大雨開回家。那是一家好的療養院，當然沒錯，好極了。我們試著打消彼此心中的不安。那天晚上我們沒有出門，而是待在家裡看電視，驚嘆著我們忽然擁有的這種安靜又平和的奢侈時光。大把的時間在我們手上。我們可以看電視！想做什麼都行！並且天哪，我們真希望能上床睡覺去。我一直在想他正和奧勒佳在地下室的遊戲間裡，他們經常待在下面。然後我記起地下室是空的，下面什麼也沒有了，只有白色牆壁和灰色地板，沒有奇怪的男孩在那裡一遍又一遍地探索那些角落、架子和櫥櫃，彷彿他知道裡頭藏有寶藏，而且不容易找到。那個海盜男孩，在我們這個小小的家裡最深處，他再也不在那裡了。直到今天，每當我想起那個晚上，仍然會湧起一陣奇怪的停頓，止不住想以手掩耳的念頭，以免我聽見他的笑聲、嗶嗶聲，還有嘎吱的嘈雜聲。

我們養成了新慣例。沃克住在他的新家，每隔十天，他會回來和我們共處三天，再加上長週末和假日。敏妲常常來電，詢問我們是否還能適應。我留意著不贊成的暗示，畢竟敏妲也是身為人母，我無法相信在她心底，對於那些無法照顧自己孩子的父母，沒有一丁點的鄙視。因為我的性格裡有這種傾向。但是我錯了。在沃克搬出去將近兩年後的一個下午，敏妲告訴我們，第一次到家裡來的時候，她看見了什麼。那時我們剛結束為沃克所做的照護計畫之一，在回家的路上經過城外，停下來喝杯咖啡。

「在生理上，你和瓊安娜活得像是自己的影子。這兩個人愛他們的孩子，試圖盡力做到最好，並且還有另一個孩子。你要從未來的角度考慮一下：海莉也要承受這些嗎？這種情感很明顯。我可以看見你懷抱這種情緒還有痛苦，人生就要四分五裂了。」

她停了下來，我又續了杯咖啡。

「你們不是沒有來由地抱怨的那種人，」敏姐繼續說，「每個家庭都有它的問題，重點在於難度高低、這個家庭能應付得來多少，以及他們如何回應，你必須能夠開口求助。想要和開口要是很大的不同，因為那意味著你無法再全部靠自己了，誰會想要承認他們生了一個自己無力養育的孩子？」

二〇〇六年二月二十六日

今天去接沃克。他似乎有不只一位，而是兩位女朋友。香黛兒，她現在戴了一個身體支架以矯正脊柱側彎，還有克莉絲塔・李，她是沃克鍾情的一位、坐輪椅的十四歲女孩。香黛兒比較霸氣，自動投向沃克。而克莉絲塔則是靜靜地等待，因此沃克傾心於她。

凱蒂，療養院的男女合體工作者，甚至想出一種方法，可以阻止沃克捶打自己，而不必藉助他討厭的泡棉安全頭盔。他們把品客洋芋片的罐子清空，用壓舌板、電氣膠帶、亮色家飾布加以強化，裡頭的兩端塞進泡綿橡膠褶邊，把罐子套上他的手臂，拉高到肩膀部位。這樣可以防止他彎曲手臂，也就捶打不到頭顱。許多年來的難解之謎，讓僅值幾分錢的紙罐輕鬆地解開了。

當人們問起為何不像以往經常看到沃克，我依然感到羞愧不已；我無法承認他大部分時間都住在這裡，瓊安娜冷靜得多：她原本抗拒讓他離開，但是既然同意了這樣的安排，她便全力支持。「我覺得他現在除了屬於我們，也屬於其他人。」有天我們坐在廚房餐桌旁，奢侈地看著報紙時，她這麼說道（有空閒做這樣的事情，和去拉斯維加斯玩一樣，仍然是一件不尋常的事）。他的確是適應下來了。不多久以前，沃克在家度完周末後，奧勒佳和瓊安娜開車送他回去那地方，我都是這麼稱呼它。沃克以狂舞的姿態進門，撞翻了垃圾筒，將頭埋在他的夜間保母——楚許的胸前。然後他牽住瓊安娜和奧勒佳的手，溫和但堅定地陪著她們走到大門口。他要她們離開，那是他的陌生的自由開始。

他服用一種新的培利酮和新的胃食道逆流藥物，情緒也平穩多了。但是進步最大的是他情緒方面的信心。生活在只有我們的世界裡，我敢說他處處看見自己的限度。在他新的度假之家，我是這麼想的，周圍有同儕為伴，他和任何人一樣堅強，希望那是我們藉由放棄他，而給他帶來的禮物。

在我們最低潮的時候，會嘗試各種方法讓自己好過一點。我記得有一天回到家，我發現我太太喝著紅酒，正對泰卡和凱瑟琳詳盡描述一個故事，那兩位是陪著沃克一路顛簸走來的友人。

「當時我在我的整脊治療師安妮塔那邊，」瓊安娜說，「療程結束時，她說『我替沃克想到一個辦法，這個主意有點「那個」』——那是安妮塔的說法，「那個」——『但是我在想你是否能帶沃克去找薩滿，一個原住民通靈者。』我已經被沃克的事逼到極限了，於是欣然同意，因此兩週後，我們便出發去見薩滿。」

「什麼，你們三個一起去？」凱瑟琳說。

「對，我們去到一家原住民療癒中心，那是位於一棟再普通不過的建築裡，看起來像是一間康樂室，有手工藝地毯、假松木鑲板。我很怕沃克會一時失控，以至於毀了那位薩滿的業。但是當薩滿走進來，他完全安靜了下來，那可就怪了，他似乎找到某些平靜。地下室的地板上有條毯子，一位女子，那名薩滿，就坐在毯子上，還有一位通譯，這名男子負責解釋薩滿所表達的意思。你要給她一些錢和菸草當作餽贈，因此我給她五十元，並且在毯子上放了一包菸。」

「沃克在做什麼？」

「沃克在薩滿、我、安妮塔，以及通譯之間快步疾走，我很緊張，但是他們不介意，因此我也不擔心了。

薩滿點燃了煙斗。她點燃一些鼠尾草，開始唸一長串的開頭咒語。她說出沃克的全名：沃克・亨利・夏奈爾・布朗。她召喚東風，然後是其他的風，最後是沃克。那時屋子裡已經煙霧瀰漫，我的頭痛欲裂。接著薩滿說：『大門出現了。』然後負責通譯的那名男子說，『好的，現在開始了。』

薩滿說，『我看見一棵樹，它既老又新，一部分枯死了，一部分還活著，樹上有亮光，樹上都是不斷鳴唱的鳥兒，在大門另一邊是一口井，還是一個水坑。』薩滿吟唱出這一切，通譯將內容翻譯出來，我把這些訊息濃縮了。『我看見一口井，因為太深，幾乎看不到井水。』她說。她還說，『我看見好多位長者。』

我還待在門廊，外套都沒脫地聆聽著。

『長者們過來看沃克，』薩滿說，『人數比平常還多。也許他們認識？也許沃克是他們其中之一？也許沃克是位長者？她無法分辨出來，但是他們似乎都認識他。』

『薩滿說沃克是一位長者？』

她不確定。儀式結束之後，通譯說那棵樹代表沃克的生命，上面唱歌的鳥兒是指我們，那口井是沃克所追求的幸福，而沃克的追求，他的人生目標，要看他是否能看得到水面上自己的倒影。」

「少來了，我才不信呢。」

「她是這麼說的。『這是他為自己所選擇的道路，想知道他是否能看見自己水中的倒影，他也許能，也許不能，但這是他的追求。』然後通譯問我是否有特定問題想問薩滿，我說有的，『這個新的團體之家呢，這對他有好處嗎？我應該讓他去那裡嗎？』

那位薩滿說，『那會改變他的道路，但是他的道路就是他的道路，他得往自己的路走下去。』接著我問他為何要傷害自己，為什麼要捶打自己？薩滿說那是因為他試圖找出自己在井裡的倒影。

我想在門廊地板上躺下來。

「這對我來說是一大寬慰，」瓊安娜說，「因為這是第一次，也是唯一的一次，有人並沒有想要矯正他。他們只是描述他，沒有批判或恐懼，而是全然地接受，我真心認為那是我的轉戾點。不去試圖矯正沃克，或者讓他變得更好，診斷他，或是查出是什麼導致他出現這種狀況，而是看清他或他的作為就是如此，這就是他的表現舉止。那不是一場偉大勝利或者是悲劇，而是事情本來就是如此。」

一片靜默無聲。「好吧，」凱瑟琳說，「早知道他是一位長輩，在他爬到我的腿上時，我可能就不會讓他老是往我的衣領裡頭瞧，原來他是個老色鬼。」

泰卡停頓了一下，「色瞇瞇的老薩滿。」

第八章

沃克滿十一歲的那年夏天，他住在團體之家，而我決定坐進我的車子裡開始上路。我覺得不得不這麼做——雖然說「誘惑」可能會比較正確一些，聽起來是很古怪。我要去找出這世界上像他這樣的其他人，總共只有一百人，分散在世界各地：澳洲、丹麥、英國、日本、美國。我所知道的加拿大案例，最近的是在一萬哩之外的薩克其萬省。現在回想起來，那是想留住我那孩子的另一種方式，即使我們是放手讓他走的。

第一站是加州，我花了兩週的時間才開到那裡。瓊安娜不介意我離開：當我試圖找方法，以便更接近沃克，她從來不會阻止我。這方面向來都是如此，從他出生不久後，她還是滿心害怕的那時起，我代替她、帶著他度過那些黑暗時期，直到她準備好去愛他。那種舉動替我爭取到某些空間。又或者也許，一如她有天晚上所說的，我把沃克當作沃克來看待。假如我看見其他像沃克的男孩，我便開始想像對方是患有症候群的孩子，她則比較喜歡把沃克當成唯一的孩子。我希望他能像這個世界的其他人——或者，儘管當時的我並不明白，我希望世界能反過來迎向他。

艾蜜莉·山塔·克魯茲讓人難以忘懷，她是除了沃克之外，我親眼見過的第一位罹患CFC症候群患者。

在位於加州海岸線過半處，大阿羅約那棟藍白雙色屋子的前廊，當時九歲的她，依偎在母親茱莉的懷裡。乾旱的沙利納斯谷上的工業農場，就是從大阿羅約滑落到較涼爽的海岸以及太平洋中。抵達該處的感覺，彷彿是落入了一種新奇又和諧的氛圍。

艾蜜莉有著一頭黑色鬈髮，CFC症候群的正字標記，就像沃克一樣；歪斜的雙眼，CFC症候群的特徵，就像沃克一樣；還有多節的手指和粗厚的棕色皮膚，全都是CFC症候群的特徵。我無法移開目光。就像沃克一樣，她的體型高瘦，不會說話，但是專注力比他強，而且不那麼害羞。能找到像我兒子般的孩子讓我鬆了口氣，但是見到該症候群如此鮮明的特色，著實教人震驚。我對艾蜜莉還沒有培養出任何感情，不需要去找出她「內在的女孩」，或者是心存過高的期望，因此我看見的是實際的狀況：一個嬌小、扭曲、不尋常、好奇、不斷抽搐的孩子，承受著痛苦，但這種痛苦同時也讓她的個性更鮮明。一個人類的基本型態，棕黑色的眼睛，嘴巴咧到耳根的大笑容。

甚至他們的房子都和我們的很類似，每處平面都留下了內縮十八吋的淨空位置，那是艾蜜莉伸手可及的深度；和沃克一樣，她好喜歡把東西扔到地板上。玩具四處散落在客廳裡，是她一早上的手工藝傑作。

茱莉·山塔克魯茲請我進門，看過我兒子的照片之後，我們一口氣聊了八個小時之久。艾蜜莉在某些方面比沃克幸運，她可以自己進食，而其他方面則不然。冰箱上的一張表格記錄了她的發作週期，內容有數頁之長，沒有空行，而且每天都有。

有時候愛蜜莉從她的椅子下來，四肢著地爬到我們身邊去看看一個玩具，有時候她會拿手指頭去摳牆上的一處斑塊，興奮的尖叫聲和沃克如出一轍，相同的渴望吱喳聲。

茉莉告訴我的每件事都很耳熟。艾蜜莉喜歡不蓋被子睡覺，她出生後的三年之間，每天晚上都醒來，一夜要醒三次。「我覺得神經受損的孩子喜歡在早上醒來三、四次。」茉莉說。他們的生活受門診時間支配：每週兩次職能和語言治療，每三到六個月看一次整形外科，每年去見一次心臟科醫生，一年看兩次眼科醫生，神經科醫生則是一年四次。

茉莉四十五歲。她有一種實事求是的態度，這是九年來白天照顧艾蜜莉，晚上到尼波莫附近的自家餐館幫忙之餘，所培養出的結果。她的丈夫厄尼五十六歲，是一位物流專家，在一家製造補胎劑史萊姆（Slime）的公司服務。艾蜜莉的姊姊黎安十八歲。

我們談了一個小時之後，艾蜜莉開始和我親近了起來。她把臉貼近離我臉兩吋遠的地方，仔細查看我的筆記本；我畫了張她的畫像，她看著畫，咳嗽了幾聲，然後嘲笑自己的咳嗽聲。我搓揉她的背；她的背部瘦骨嶙峋，脊椎是一道消瘦的背脊，和我兒子一樣。人類若是在其他星球上發現一個美好又不分人我的世界，在那裡感受到了我在那個微風吹拂的加州午後，與沃克的基因表親艾蜜莉相見時的那種感受，我一點兒也不會感到意外。我猜想情況其實很單純：比起以前，他的世界減少了一點孤寂感，我的孩子並不孤單。艾蜜莉拍拍手，又爬回她的椅子上，開始噘起嘴唇發出布嚕嚕的聲音，並且她覺得那比我所想的更好笑。她比沃克靈活一些，但是每隔一段時間便淪入那種相同的封閉、無法接觸，然而茉莉像對正常人一般地對她說話。

「你認為她聽得懂你說的話嗎？」

「我想應該不多，」茉莉說，「但是她開始懂一些了，特別是在學校，每天都照表操課。」

學校再過一週就開學了。當茉莉提起這件事，她的臉上不自覺地流露出渴望的神情。艾蜜莉去上學意味著她可以睡晚一點。

奇怪的是，在你不需要時時留意家中的CFC病童時，卻發現其實很難放手。艾蜜莉五歲那年，茉莉和她的先生厄尼．山塔．克魯茲首次單獨去度週末時，她丈夫注意到了這點。他們把艾蜜莉交給茉莉的姊妹凱特照顧，她住在距離沙利納斯谷十五分鐘車程處，離他們父母親的住處不遠，他們父母的先人是第一批在加州定居的傳教士。厄尼在艾維拉溫泉一家很棒的飯店預訂了房間，一切的安排都很完美。這是他們五年來第一次共度周末。

然而厄尼腦子裡所想到的唯一一件事是什麼？艾蜜莉。每隔幾分鐘，他的腦海裡便浮現相同的想法：艾蜜現在在做什麼？她是否把客廳書架上的書全部掃了下來？或者她是單獨在房裡？

厄尼在加州惠特市長大，那是理查．尼克森的家鄉。他在州立大學溪口分校取得體育學位，還到過日本和越南服役。他每天下午在大阿羅約高中當女子排球教練，大女兒黎安也是隊員。他們贏得地區冠軍兩次，聯賽冠軍十六次。有人提供他大學教練的職位，但是他不想離開艾蜜莉太遠。他是個穩定可靠的人。

在他們大阿羅約的房子後院，有間老舊的棚屋，旁邊有張舊椅子，椅子旁邊是厄尼的聖地。那只是一種說法而已。（「他說這是他的信仰，」茉莉帶我參觀家裡的時候這麼說，她看起來似乎既迷惑又安心。「這是他最愛來的地方。」）一部塑膠車，幾隻橡膠青蛙，Dinky Toys模型玩具，一部塞滿仙人掌的絞肉機，一個可樂那（Corona）啤酒桶，幾個馬雅面具，艾蜜莉的舊運動鞋，腳指頭部分畫了心型。這時候，艾蜜莉在後院走來走去，蹲在薰衣草的旁邊，聞了一下，說：「布！嗚！嗚！」厄尼喜歡在艾蜜莉到後院玩耍時坐在那張椅子上，他喜歡坐在他的聖地，看著艾蜜莉做她自己。

這絕對是——也許——他擔任排球教練的最後一年。「我看到他越來越疲憊，」茱莉說。厄尼和茱莉從來都不考慮把送艾蜜莉到團體之家，只不過情況有變。「我們總是說要儘可能把她留在身邊，」茱莉說。

等到她抽出時間來談這個話題時，我們正坐在她的車上，前往她父母親經營多年的餐館。高速公路旁的大型農場上，一如每晚慣例，長排自動灌溉器已經啟動了，水花噴灑在遠處的田裡，宛如脫韁野馬般的思緒。

「但是我們一開始談起這個想法，我們總是說，對艾蜜莉來說，明年應該會比較容易吧，但情況從來不是如此。」

關於CFC團體的重點是，每個人都是孤立的，但是大家都知道彼此的存在。比方說，我透過布蘭達．康哲認識了厄尼、茱莉和艾蜜莉一家人。

一九九二那一年，布蘭達三十二歲，她的先生是克里夫，他們健康的兩歲大女兒叫珮吉，她在紐約上州的賓漢頓擔任特殊教育老師。然後她又懷孕了。

這一回，事情並不順利。她的兒子克利菲早產八週。根據當時拙劣的技術判斷，嬰兒並未檢查出染色體異常現象，但是有更大的問題。比方說，他無法呼吸。出生後的六十三天裡，他都得仰賴加護病房裡的呼吸器維生。「這是我身為特教老師內心最深層的恐懼，也就是生下一個有特殊需求的孩子。醫生預言這孩子活不了，萬一他撐下來，也無法走路或說話。」對布蘭達來說，這令人極度痛苦。她開始禱告，但並非乞求平常的那種救贖。「把這孩子帶回天國吧，」她對自己悄聲說，「並且動作要快一點。」

白天和夜晚在渾沌之間過去了。最後，看著他們的孩子透過呼吸器維生了兩個多月，康哲全家和醫生決定要取下克利菲的呼吸器。很顯然地，在那一天，守護天使盡忠職守。稍後布蘭達告訴地方報紙，「從那天起，他開始靠自己呼吸了。那一天，我好氣上帝。那不在計畫之中。但是在那天我瞭解到，主導這計畫的人是克利菲，從他一出世就是如此。」

康哲家陷入了家有殘障兒的緊繃生活。他們忽然間沒有了時間，存款也遽減。「我們是中產階級，我是老師，我先生開一家滑雪用品店，沒下雪的時候，店裡就沒有收入。」孩子直到三歲，醫生才做成診斷，然而診斷並沒有說明太多。布蘭達翻遍了世界的醫學文獻，克利菲是CFC症候群的第二十二個病例。

這種症候群，或者至少是一大串似乎和克利菲特殊外表相關的症候群組合，在一九七二年於溫哥華舉辦的「畸形兒基金會」（March of Dimes）會議中，發表的一篇論文《一種具有特殊面孔、魚鱗病，以及異常頭髮的新智能障礙症候群》裡，首度被公開提及。論文甚至被當成了一個小奇蹟：臨床遺傳學家鑑定小組分佈於全美各地，多半因緣際會地聚在一起。小組其中一位成員，約翰·歐皮茲（John Opitz），是享有盛名的遺傳學家，他已經鑑定出六種新的症候群，並且為之命名。歐皮茲宣稱，他在一九六〇年中期便已見過第一例CFC症候群。即便如此，一直到了一九八六年，這個折磨人的苦難才有了名字。布蘭達只找到十餘篇提及該症候群的報告，大部分是新發現案例的短篇報告。CFC症候群是一個謎，一個晦澀難解的謎。

但是那並未阻止布蘭達。一位髮色金紅的纖瘦女子，帶著憂慮的雙眼，她給人一種印象，彷彿心中總是有好多事情待辦，而這些事全得在太陽西下之前給辦完。克利菲接受診斷的那一年，她的兄弟卡爾自殺了，兒子的問題將她的心思從悲劇中轉移開來。「CFC症候群來得正是時候，」在我與布蘭達見面的那個下午，她解釋道，「CFC是我的心理治療。」

在診斷出爐後的二十四小時內，她留意到《非常父母》（*Exceptional Parent*）雜誌裡，有一篇關於CFC家庭網的廣告。到了一九九九年，布蘭達不愧是布蘭達，負責起該組織的運作。當時仍僅有五十個已知的CFC病例，但是布蘭達寫了封新聞稿，發給所有來信或回覆《非常父母》雜誌上那篇廣告的每個人。

二〇〇〇年，布蘭達發起有史以來第一回的CFC家庭集會，舉行地點在鹽湖城，以便就近接觸約翰．歐皮茲。茉莉．山塔．克魯茲也出席了，艾蜜莉緊跟在一旁。「那種感覺好像是『我的天哪！這些孩子和我的好像！』」茉莉記起當時情景，「哇，好酷喔，沒什麼比得上認識那些和你有相同經歷的人。」

後來茉莉成為布蘭達的委員會成員。當時她們偶然發現一篇論文，作者是舊金山一位研究CFC症候群的遺傳學家——凱特．朗恩，茉莉打了電話給她。在朗恩博士的鼓勵之下，布蘭達和茉莉雇用了醫護人員，在家庭集會上進行抽血，當時的會議是每兩年舉行一次。二〇〇五年，有了從二十三個人身上取得的DNA，朗恩終於鑑定出首批和CFC有關聯的基因。她將布蘭達和茉莉並列為該項發現的作者，這是第三度有非科學家被列名為基因的共同發現者。（為了這個緣故，對於未來從他們鑑定的基因所發展出的任何專利，CFC國際組織均可從中取得資助。）

這些日子以來，布蘭達從CFC國際組織（CFC International）的擁擠辦公室——位於她家二樓，就塞在樓梯的後頭——坐鎮指揮CFC症候群患者的世界。她也監督世界各地的CFC病童父母所上的網站，他們在那裡討論所有事情，從發病治療到平均餘命。就這方面來說，幸運的話也活不過中年。

「這令我感到安慰，」茉莉告訴我，「我不希望艾蜜莉老了以後，沒有我陪在她身邊。」

還有克利．菲康哲，醫生說他活不過第一個生日。現在他十七歲了。他上學、閱讀、說話，還會開牽引機。

即便是和另一位CFC病童最短暫的會面，感覺也像是發現了一個新社群。克羅西亞．塔柳利和她的女兒華欣住在加州的史塔克頓，一個犯罪猖獗社區的小公寓裡。華欣兩歲半，她有百分之八十的日子都是在醫院裡度過。華欣出生時，克羅西亞是一名有個八歲兒子的單親母親，她不得不放棄了工作。加州（一個先進的州，殘障者能受到照顧）現在給付她每小時八點二五元來照顧她自己的孩子，醫療輔助計畫負擔其他一切費用，配方奶直接配送到她家門口。「有時候，家裡若有需要大量醫療照顧的孩子，」她那位由政府提供的護士說，「你還是破產的好。」

丹尼爾・黑斯見到我之後所做的第一件事是大叫，並且把眼鏡扔到客廳裡，這是可以理解的反應，我打擾了他和由紐約市來訪的祖父共進早餐。這件事是發生在葛藍艾林，芝加哥以西的一處繁榮市郊，丹尼爾和他的母親艾咪，父親史帝夫，兩個妹妹莎拉和蘿拉同住。

丹尼爾是六歲大的CFC奇蹟。他會說話，去上學，而且閱讀能力達年齡標準，比他班上大部分的同學都來得好。他甚至會自己穿衣服。我見到他的時候，他穿著一雙很棒的綠色青蛙靴，以支撐他酸痛的腳踝。但是在代謝方面，丹尼爾就沒那麼幸運了：他有小腸潰瘍，嚴重過敏，以及免疫力的問題，嚴重的逆流和癲癇。

艾咪即將年滿四十，她是意志力堅強的金髮女郎，並且可能是（根據她母親的說法）全芝加哥最有條理的女子。她小時候住在伊利諾州的森林湖和休士頓，父親是一名保險經理，她在聖羅倫斯大學取得經濟和人類學學位，一九九〇年畢業，一九九九年結婚，打算從事廣告業，丈夫史帝夫是繼承了幾棟大樓的業主。

然後在二〇〇一年，丹尼爾出生了，早產四周。他無法吸吮艾咪的奶，由於他是第一個孩子，她哪裡會知道呢？他一個晚上睡三小時，一天到晚都在隔氣和吐奶。他被診斷出罹患有克斯提洛氏彈性蛋白缺陷症（Costello Syndrome），一種基因突變，和CFC症候群有許多症狀和特色均相同；其雷同程度之高，使得這兩種症候群依然時常被混淆，儘管兩者的影響有相當的差異。（克斯提洛氏症傾向於產生較和緩的臉部特徵，智能發展遲緩也較輕微，但同時和某些癌症型態有關聯，而CFC症候群則否。凱特．朗恩和其他的科學家也鑑定出與克斯提洛氏症有關的基因。）她清楚記得做出診斷的那天，部分是因為羅患克斯提洛氏症的診斷讓她大感意外，在她看來，丹尼爾的表現之中，有某些部分不符合克斯提洛氏症的模式。然而診斷結果已經出爐，那天下午，她已經在打算要研究結果。

但是在離開醫院的回家途中，艾咪牽著丹尼爾的手走在街上，她巧遇一位一起從事志工活動而結識的女子。那名女子看了丹尼爾一眼，臉色刷地慘白。「我有位朋友，她的兒子長得和你家小孩一模一樣，」她說。艾咪一回到家，立刻將丹尼爾的照片傳真給那位朋友的朋友。那名婦人立刻回電：「你的兒子患有CFC症候群。」艾咪沒有去研究克斯提洛氏症，她那天下午便和布蘭達．康哲通上電話。這種情況在CFC的世界中並不罕見。

艾咪的友人說得沒錯：丹尼爾罹患CFC症候群，畸形的基因已經證實無誤。正確的診斷並未讓艾咪放下心中的包袱，但是得知她的孩子是自發性的基因缺陷，幾乎是在受孕的那一刻便決定了，這結果在其餘方面幫助了她，去除了生下一個受苦孩子的那種愧疚感。你知道的，我做錯了什麼？是因為我懷孕時去修指甲，吸入那種氣體所造成的嗎？或者是因為我愛跳傘，在知道自己懷孕以前去跳過幾次，害得他缺氧所引起的？因此這診斷帶來了平靜。

或者這是殘障兒父母所能得到、最接近平靜的感觸。因為即使是確定的診斷，也無法消除幾千年以來，原本該歸咎於基因異常的古老罪惡感，那種揮之不去、無法掙脫的想法，主張著生下殘障後代，背後一定有某種因素，那是一種懲罰，因此你罪有應得。十五世紀的歐洲醫生把這種狀況歸罪於貧困（過去十年以來，北美的保守政客也持相同論調。）希羅多德（Herodotus）堅持肢體缺陷是由於與不夠有吸引力的另一半婚配而導致的結果。馬丁．路德，那個經常表現得像個蠢蛋的傢伙，相信智障和殘障是惡魔的同胞手足，那些生物生錯了地方，因此應該將其溺斃。艾咪．黑斯是在科學與進步的年代中，受過教育與啟發的產物，然而她還是掙脫不了那種古老的恥辱污名。

「我的生命是很有福份的，」在芝加哥一個清朗的早晨，艾咪這麼對我說。「我有很棒的父母，很棒的朋友，很棒的工作，很棒的學校。因此我心裡想，是該輪到我了。」

艾咪是一位戰士。丹尼爾很幸運，艾咪為了研究而做轉變。她辭去工作，成為全職的醫學偵探。她替他報名參加一長串的治療療程，每週高達十個療程，從他滿月到三歲為止，費用大多是由政府為發育遲緩超過百分之三十的兒童所規劃的早療計畫所支付。「他需要投注每分每秒的時間，我不希望他浪費掉學習的黃金時期。有一段時期，丹尼爾接受某種一天二十四小時的物理治療法，不論他在睡覺，或是坐在餵食椅上。」

一個可能不會說話的孩子，通常會先接觸手語。要學會手語，這孩子必須願意與人做眼神接觸，這樣他或她才能看見手語該如何進行。丹尼爾的語言治療師和他以手語溝通了四個月後，他才與他們有了眼神接觸——反正他們依然照做不誤。艾咪記下所有細節，記錄她兒子看過的每一次門診，以及試過的每種藥物。CFC症候群帶來的意外不斷，但是艾咪有系統的處理方式，是這種疾病和其他類似症候群的最佳處理模範。就提供服務的考量而言，過度參與又有何妨。

結果成效十分顯著。丹尼爾會看電視與大笑，他能確實地被分散注意力。他有著和我兒子相同的多節膝蓋，但是丹尼爾可以和他父親爬上車——由他上下顛倒玩拼圖的奇特空間感保護著——並且會說，「我們要走你的路，還是媽咪的？」史帝夫在葛藍艾林住了一輩子，他總是抄小路；而艾咪算是新住民，向來走主要幹道。丹尼爾注意到了。當然丹尼爾會說話，他從來沒有直接對我開口，因為我是個入侵者，而他在看電視，但是他會對其他人說個沒完。如果我的兒子能擁有任何上天賜予的禮物，我當然最希望他能開口說幾個字。我喜歡沃克的科學怪人走路法，還有他柔軟的手，這份缺陷似乎讓他的雙手更討人喜愛了。但是聽他親口說出名字？聽他高聲又清楚地叫一聲「海莉！」與他不時所發出的哼唧聲完全相反？聽他說「媽，我愛你！」這個想法教我的心噗通地跳。「去你的，老爸！」將會成為蓋茲堡演說。

這不是為了那些話所代表的含意。那些會說話的CFC病童，他們的語言通常有種微弱的造作，或是虛假的特質，不是那麼真誠的感覺：他們說的是真心話，但是在別人耳裡聽起來，會給人借用他人口吻說話的印象，好像他們的話是從別人口中說出來，而不是發自他們內心。但是那至少是種語言，內在生命的證據，證明他們能感覺到環境，他們也有欲望。我不需要沃克說我愛你才能明白這點，但是假如他能說話，那會證明他心裡有話，並且想說出來，而且這麼說出來是有原因的。欲望是企圖，企圖是希望。

沃克滿十八個月的那年秋天，我太太和我並肩坐在廚房餐桌旁，填寫著《麥克阿瑟溝通發展量表》（*MacArthur Communicative Development Inventory*），一共有八頁長。根據量表顯示，沃克懂得一百一十五個字：你餓了嗎，張開你的嘴；親吻和潮濕；難吃、你、早餐、月亮。懂得很好，但是不懂快樂。懂得黑暗，但是不懂破碎，甚至是天空。這讓我們看清楚填表的人是我和瓊安娜，我們處處可見他的聰明才智。但事實是，他什麼話也沒說。瓊安娜和海莉有個夢想，有朝一日，沃克會像辯護律師般侃侃而談。他們興高采烈，開心得不得了。在我的心裡，我們和孩子的對話不曾停歇。但是在真實生活中，我兒子一句話也不會說。

因此有好多次，在艾咪．黑斯那裝飾美麗又井然有序的家中，我說不出話來，心中感到既羨慕又悲傷。我想回到車上，搭飛機回到沃克的身邊。若是有較完善的計畫、較早的治療（我們在沃克三個月大的時候開始）、較多的錢、和一位更有活力且更有責任感的父親——我是這麼對自己說的——然後再晚出生五年，今天的沃克有可能和丹尼爾一樣幸運。若是我們之間有一個人選擇不去工作，待在家裡當位全職家長，以及捍衛殘障的戰士呢？

任何殘障兒的家長都知道這種秘密的妒忌，掩埋在深深的罪惡感之下。如果說家長有義務待在家裡，這和堅持艾咪有義務去工作一樣的不合理（或邏輯）。我的妻子和我實行每位醫生和醫學專家給的所有建議，並且不止於此；我們得到現成建議，來自多倫多兒童醫院及布魯爾芙兒童復健中心（Bloorview Kids Rehab），這兩家全世界數一數二的兒科研究機構。沃克三個月大時，我們為他報名參加早療計畫，六個月時開始使用手語，這些都完全無效。天性，也就是他生下來當時的狀況，比所有的一切更頑強。

凱特．魯恩的CFC基因鑑定意味著，技術上來說，我們可以為子宮內的胎兒進行CFC症候群測試，並且中止妊娠。這些痛苦都可以避免（然而此疾是如此罕見，以致於例行檢查無法申請費用）。艾咪．海斯根本不願考慮這種作法。「我不會改變生下丹尼爾的念頭，」她堅持。但是進一步詢問之下，她承認她不願生下更多罹病的孩子。她可能會領養另一位有特殊需求的孩子，因為這樣至少你不必承擔把一個那樣的小孩帶到這個世界上的罪惡感。她仍然為了兒子的事怪罪自己，但她不責怪如此對待她兒子的世界。

然而丹尼爾更自在，他經常在大街上接近陌生人。「嗨，」他說，「你喜歡我嗎？」問題直搗核心。

透過布蘭達．康哲的CFC網站認識了艾蜜莉．山塔．克魯茲、丹尼爾．黑斯，以及其他人之後，我終於有機會見到布蘭達．康哲本人。當我抵達康哲一家居住的紐約維斯塔，她的兒子克利菲在門口等著。他看起來像一個比較溫和有禮而不那麼苦惱的沃克，鬈髮加上眼鏡，但是更為高瘦，CFC版的諾維．考沃（Noel Coward）。家裡養的拉布拉多犬，亨利和傑克森，在我敲門時衝撞著大門。

「狗會踩扁你！」克利菲大笑地著說。

這是我第一次和CFC症候群患者交談。

我還來不及說什麼，克利菲便要求看沃克的照片。然後他搖搖擺擺地走過去，幫他母親把晚餐要吃的雞肉捶軟一點。客廳裡的寬螢幕電視上，出現了著名且步調緩慢的兒童節目主持人，羅傑斯先生。當時的克利菲十五歲——一個看兒童節目的青少年。克利菲努力錘打了雞肉十來下，然後精疲力盡，不得不停下來。那時候我才注意到他的手臂有多細瘦，他的注意力有多麼一閃即逝。

他帶我參觀家裡，他似乎偏好二樓。

「這是我媽咪的辦公室，」他說的是樓梯平台的那個角落，布蘭達改變CFC命運之處。

「這是新房間，」——他父親新添的辦公室。

他帶我去看臥室、浴室、還有重要的浴簾。「這個要拉起來，」他說。

我們沿著走道繼續走。

「這是我女兒的房間，」克利菲指著說。

「你的女兒？你是說你姊姊？」

「對。」

他發不好R音，而且說話時，的確帶有一種含糊的特質，彷彿他是靠記憶背誦，或者是將腦子裡一長串的可能性說出口。他有部分心智是屬於自己的，其他部分則像是從展示間購買的預先組裝貨品。神經科醫生曾形容正常心智裡的相同特徵，剪輯的社會固定組合；但是在克里菲身上，這種過程緩慢下來，你可以清楚看見它是如何運作。

他的臥室，他的私人庇護所，到處張貼著約翰帝爾牽引機的圖片，那是他最熱衷的事物：整齊、實用、強而有力。地板上有一張約翰帝爾牽引機的地氈，牽引機壁紙，牽引機窗簾，牽引機床罩。電燈開關、面紙盒、垃圾桶上都有約翰帝爾牽引機圖案；天花板吊扇的垂鏈末端掛著一部約翰帝爾牽引機。

我們走到外面。布蘭達做好了晚餐，他的父親克里夫和我談到CFC的蠻荒時期，當時大家仍一無所知，還有他是如何教導克利菲滑雪。他在練習場教克利菲穿著雪靴練習了兩年，然後克利菲才敢嘗試滑雪板；我們正忙著談話時，克利菲爬上了他的約翰帝爾牽引機，一部坐式的庭院工作機型。他先啟動馬達，啟動了之後，他倒車將它和掛鉤裝置的拖車駛入棚屋裡。駕駛手法完美無暇。

「這連我都辦不到，」我對他父親說。我的腦海裡忽然浮現出沃克摘取葡萄的畫面，也許沃克會摘葡萄！

「他路邊停車的技術，比任何有駕照的十八歲青少年更厲害，」克里夫說。他花了四年時間教會他的兒子開牽引機，從抱著他除草開始。

那天晚上的十點四十七分，布蘭達將克利菲從電視機前叫醒。「克利菲，該上床睡覺了。」

「媽，」他說，聲音裡沒有一點遲緩的跡象。「為什麼我不能熬夜，我是青少年了耶。」

他有正常生活的常規。夾在他的想法以及別人要他怎麼想這兩者之間的那個真正男孩，還在慢慢成形。那是CFC病童得到的恩寵嗎？他們總是在成形，而從未能完成。

第二天早上我下樓吃早餐，克里夫和克利菲早在七點就起床了，他們正在做早餐煎蛋。克利菲穿著他的海綿寶寶睡衣，拖著腳走過來，蒼白潮濕的光線從窗口透進來。

「布朗先生，你的煎蛋要加磨菇嗎？」

「伊恩，」我說。「叫我伊恩。」

「伊恩。」態度敷衍，名字無關緊要，當下才是一切。「你要蘑菇嗎？」

「你喜歡吃磨菇嗎？」我問。

「對啊。」

「我也是。」

「好耶！」他居然大叫，我在沃克身上見過那種喜悅的巨響。「他喜歡吃磨菇耶！」他對他父親喊道。

克利菲停了一下。「那麼醃黃瓜呢？」

「不要，」我說，「不要加醃黃瓜。」

「哇！」他用一種新的尊敬眼光看著我，彷彿你和一個挺身對抗正統時代的人步調一致。

「你愛吃醃黃瓜嗎？」我問。

「對啊！」再度傳出一陣熱情的咕噥聲。

或許那也是沃克這麼做的原因，當他感覺我們是平等的，或者至少是步調一致。我們需要的是一位通譯者，一個能說雙方語言的人。我發現有很多CFC家長大部分的生活都是仰賴網際網路。他們透過CFC國際組織中，布蘭達．康哲的線上聊天室，或是郵件用戶清單服務而結識。家有CFC新生兒的家長迫不及待地加入聊天室，彷彿是在沙漠裡多年的旅人蹣跚走入了綠洲。他們的登出方式，好像是失散已久的手足：

獻上我們全部的愛

馬侃之妻，九歲的路易斯、七歲的詹姆士、四歲的艾咪之母

確認罹患CFC症候群

他們總是以相同方式登出。確認意味著基因方面確認無誤，至高無上的ＣＦＣ狀態。假如你已經過確認——二〇〇六年春天之後，已經可以為ＣＦＣ進行基因測試——你的ＤＮＡ可能被納入研究。家長迫切渴望確認。有些孩子被臨床診斷為罹患有類似症狀的克斯提洛症候群（Costello Syndrome）或努南症候群（Noonan Syndrome），但是後來經由基因發現是ＣＦＣ症候群；其他被臨床診斷為罹患有ＣＦＣ症候群的人，則被重新診斷為罹患克斯提洛症候群或努南症候群。（某個派系的遺傳學家認為ＣＦＣ症候群和克斯提洛症候群並非分屬兩種不同的疾病，而是更廣泛的努南症候群變體。）布蘭達從未將那些被重新診斷為非ＣＦＣ症候群的病童從網上除名，但是這種消息總是令家長萬分震驚。

沃克五歲之前，ＣＦＣ國際組織並不存在於網路世界。直到他十歲的時候，ＣＦＣ病童的家長們才打造了一個網路社群。多年來監督ＣＦＣ郵件用戶清單服務的信件，感覺有如觀看一個個小鎮在銀河系之外的黑暗星空結合——一個光點閃動，然後是一個接著一個，以非常緩慢的速度，這些光點形成了一個聚落。ＣＦＣ病例開始在世界各地出現——澳洲、黎巴嫩、荷蘭，英屬哥倫比亞出現了第二例，甚至多倫多也有第二例出現了。

ＣＦＣ郵件用戶清單服務讀起來有如一部書信體小說。新進者急忙登場，滿懷親切感與各種資訊；舊成員則張開可靠的雙臂歡迎他們。無人提及這些故事有多麼類似，而那些抱怨又是持續了多少年，卻毫無解決之道——令人煩惱的怪事是那些有醫生保證的新進家長會離開，而我們這些知道狀況的其他人則不會。我記得一位名叫凱特的女子，熱情地描述她兒子的病因，那是一名八歲的孩子，剛被確認罹患ＣＦＣ症候群。「他不會說話，我不知道他以後能不能說話，但是他的確有自己的方式來表達他想要的，」她寫道，「有時他會感到很挫折，咬自己的手或撞頭，他是如此不同的孩子，帶給我們的生命那麼多歡樂。但是說實話，有時我希望自己只是他的媽咪，而不同時也是他的護士或看護，只要能讓他的生活更輕鬆，我什都願意去做，但是有時候真的好困難。」

問題在於，任何閱讀這封信的有經驗CFC病童家長都知道，世界上沒有任何事能讓他的生命過得更輕鬆一些。

閱讀CFC郵件用戶清單服務讓人無可避免地做比較，而比較不是個好主意。莎拉和克里斯，來自密西西比的一對夫妻，有一位名叫蕾根的女兒，她兩歲半。

蕾根會比手勢，也會說話。我認為她今晚說了冰淇淋，儘管她說什麼也不願意嚐一口。她很挑食，但是漸漸願意嘗試更多種食物了。她指著我們的盤子說嗯，但是拒絕吃我們給她的大部分食物。蕾根發展遲緩，她的大肌肉動作發展比溝通和精細動作發展遲緩許多。她不會走路，還坐不起來，但是她能忍耐站姿，坐在屁股上快速移動，並且最近才學會把自己由坐姿拉到站起來。

究竟是像蕾根這樣會溝通比較好，還是像沃克行動方便比較強？你不可能不自問這個問題，並且也不可能有答案。美國積極推動建立強制性國家早療計畫，專為三個月起，顯示出有此需求的孩童所設立。沃克小時候沒有這種計畫，現在在加拿大許多地方依然十分罕見。卑詩省在此方面領先其他各地，當地十分注重量身打造的生活安排；安大略省則是在提供暫時照護方面有成。目前尚缺的是一個持續的、可靠的、肯定的、並且低門檻的專案計畫，以幫助並照顧先天殘障兒童。這讓人很難不去做出一種結論，那就是這個非殘障的世界想要忘掉這群孩子，或者至少不要被提醒有他們的存在。

有些家長誤認他們的孩子罹患其他症候群，多年後才來到CFC國際組織。這些通常是最為複雜的病例，有著交錯跡象的症候群。閱讀CFC郵件用戶清單服務的結果是，你永遠不會知道何時會碰上一個令你煩惱的新問題。一位名叫瑞蕾的女子，在二〇〇八年秋天於紐奧良碰上颶風，當時她患有CFC症候群的女兒哈莉正在醫院裡與死神搏鬥。瑞蕾將最新消息傳上網路，彷彿哈莉是屬於我們大家的：

「嘿，大家，這次我有幾分鐘時間可以寫信。我不確定自己是否提過此事，但是我們的安寧中心護士出來了，哈莉的左肺裡，只有呼吸器打進去的空氣……安寧中心護士說她可能今晚會走，可能會拖上四、五天，哈莉也可能如往常一般戰勝死神，但是醫院似乎不認為如此。哈莉的情況很糟，請將她和我們放在你的心上及禱告裡。上帝保佑！」

哈莉最後還是走了，在二〇〇九年三月過世。CFC病童的父母在事發過後好幾週，仍不斷寫信到布蘭達的網站，讚美她的勇氣並紀念她。我和他們一樣，不曾見過哈莉，但是我知道很多關於她的事。她是我兒子另一個家庭成員。

還有郵件用戶清單服務的每日內容，大多討論耳道和耳屎、餵食問題、鈉含量、癲癇用藥、青春期的麻煩事、運用荷爾蒙治療以延緩青春期到來的利弊、複雜的自閉症在CFC圈內的普及程度（程度雖低，但逐漸上升中）、G管、誰會或是不會走路，以及這問題要如何解決、誰會或是不會說話（同上）、誰有或沒有頭髮、誰喜歡或不喜歡裸體、如何讓孩子有事做，以及有什麼方法可能會讓他們睡覺。有些母親，好比艾咪．黑斯，知道的比醫生還多，也廣泛尋求醫學和技術協助。先天性巨結腸症，結腸的先天性疾病，會造成罕見但十分折磨人的狀況：有一段大結腸無神經節（也就是說結腸缺乏幫助結腸蠕動的腸內神經），結果造成腸阻塞，因而產生結腸永久性腫脹，也就是所謂的先天性巨結腸症。這聽起來像是某種高空遊樂設備的說明，兩者都有令人驚嚇的特質。我一字不差地轉述。結腸蠕動和飲食失調是兩個最常討論的話題，同時會提及防便秘的藥物名稱，MiraLAX, Kristalose, Dulcolax，這些藥名既輕快又奇妙，聽起來彷彿是出名的歌手姐妹花。

偶爾也會冒出一些智慧的領悟。科羅拉多有位名叫蘿絲安娜的母親，她承認她曾既絕望又可恥地希望有個正常小孩，另一位母親史黛西回覆一封清晰又有同理心的信：

「如同所有CFC病童的家長一般，我明白我們特殊的孩子所帶來的挑戰。對我來說，最困難的是要放棄有個平凡家庭的夢想。羅根直到五歲才被診斷出來，頭兩年我一直在想，等我們解決這個問題，他就會變正常，我心裡始終抱著一絲希望，但願他和其他人的小孩一樣正常。每當我聽見別的新手媽咪抱怨一些我想都不敢想的事（身邊有什麼都拿來吃，變成胖嬰孩，開始到處亂跑等），我總是感到沮喪萬分。我如鬼迷心竅地，試圖靠自己的力量找出他究竟哪裡出問題。我有一個需要多重手術的孩子，他不肯進食，一天五次把所有東西都吐出來，沒有醫生肯認真聽我說，沒人能瞭解我所經歷的狀況。一開始，他們認為我不夠努力嘗試。然後他兩歲的時候，有一天我領悟到，我太過執著於找出他的問題，想獨力去打這場硬仗，卻竟然忘了要享受擁有他的快樂，因為我心碎的是『正常』的夢想破滅。因此，從那時起，我接受了羅根原本的面貌，不再去想他應該或可以做些什麼，而是他正在做什麼。儘管有艱難的時刻和挑戰，但是有那麼多的美好時光，現在的生活對我來說是正常的了。我保證一切會越來越好過。

祝你好運，我會惦記著你和你的家人。

史黛西」

一般的投稿人依照他們孩子健康情況的變動而來來去去。在每個人的情況中，這種變動是有警報頻率的。有些信滿溢著專橫及增長的慌張，一般則通常是不情願地抱怨或絕望。「我好苦命啊團」強硬派的CFC母親們如此稱呼那群習慣性的抱怨者，她們拒絕抱怨，因為那是脆弱和自憐的行為。也有大量的宗教融合其中：每天都會有人感謝上帝的隱性祝福，賜給他們CFC天使，也有人堅持上帝賜予特別的父母親這些特別的孩子。

我瞭解那種推動力：沃克塑造了我的生命，甚至可能帶來某些意義，但沃克也使我們有如生活在地獄。在情況極糟的日子裡，那些關於天使和特殊意義的感傷說教，感覺有如糟糕透頂的自欺，那些焦慮的啦啦隊員急欲向憤世嫉俗的人證明他們是對的。殘障和政治，甚至是大學橄欖球並無兩樣，會根據人們的需要進行分化與政治化，將那些黑暗及無法解答的經驗，簡化成為可依賴信任的姿態。但是沃克的生活細節卻與任何肯定的路線相左。

瓊安娜早先曾接觸過布蘭達・康哲的CFC網絡，遠在網際網路存在之前，但是她對特定建議，潤膚乳液和立即見效的治療感到不耐煩。「那裡有太多與耶穌、天使，還有孩子是上帝賜予的禮物等相關的事。」多年後她這麼告訴我。我們很難把沃克想成是上帝的禮物，除非上帝是虐待狂，對一個小男孩心懷怨恨。在瓊安娜離開那個網絡之後，我們靠自己的力量來應付。

拉娜・菲力普是潔咪・菲力普的母親，潔咪是在一九八六年最早被診斷出有CFC症候群的五名患者之一，當時她十歲。在網際網路、CFC網絡或者是其他確實資料出現之前，拉娜獨力照顧了殘障的潔咪二十五年，她們遠在愛達荷州的溫戴爾附近，那裡可稱不上什麼醫療資源中心。

我透過電話認識拉娜。她的聲音乾淨清楚，彷彿是來自清新的戶外。拉娜很感激潔咪還活著。孩子一出生，醫生便知道有地方不對勁，但是沒人知道原因。她無法進食，有位鄰人建議餵她羊奶和番薯——對過於挑嘴的孩子來說，這兩種食物都很容易消化，至少鄰人是這麼說的，因此拉娜買了一頭羊來擠羊奶，並且水煮大量的番薯。出乎她的意料之外，這種飲食奏效了，潔咪長得更強壯。然而要讓潔咪開口說話就沒那麼容易了。拉娜和她的先生，自己開保險公司的麥可一起，開車到加州大學洛杉磯分校的一個醫學中心，帶潔咪去做檢查；那裡的醫生建議他們帶她去看約翰・歐皮茲醫生，他是來自威斯康辛的著名遺傳學家。數月之後，他為潔咪做檢查，並向在場醫師們宣告，這輩子很難見到另一個像潔咪這種病例。

兩年過去了，歐皮茲和他的醫師小組發表了具開創性的科學研究報告，確認ＣＦＣ為一種新型且不同於其他的症候群。拉娜閱讀那份報告的那天，也是她首次見到另一位ＣＦＣ病童的照片。拉娜清楚這份科學報告的發表，將會引發許多未記載的ＣＦＣ病例浮上檯面，科學家們會讓她和其他ＣＦＣ病童的家長聯絡，反之亦然。她甚至給他們書面許可，分享她的姓名和地址。但是後續一點動靜也沒有。遺傳學家們為了病患保密性的緣故，將所得資訊保密。當你有個孩子患有ＣＦＣ這類的罕見與不明疾病，你最不想要的便是保密性，你想盡可能得到協助。但這就是患有罕見疾病的人生，讓你受到某種程度的隔離。

四年過去了，拉娜沒有得到任何訊息。彷彿是這種症候群被命了名之後，就被拋在腦後。因此她做了唯一能做的事：她花了許多時間重新閱讀那份發表的報告，仔細地一再檢視那幾張照片。她的女兒似乎患有最嚴重的症狀，拉娜擔心他沒有其他人的消息，是因為沒人想認識潔咪。潔咪十四歲那年，拉娜到先鋒計劃上班，那是一個專為不穩定及弱勢兒童開辦的國家教育計畫。某天辦公室裡傳言說，有個新孩子會加入她的班級，這個新孩子直到四歲才開始走路，就和潔咪一樣。

兩天後，拉娜見到了這位新學生。「當那孩子走進我的教室，我不敢相信我的眼睛。」拉娜告訴我，「我的心裡立刻想，假如我是遺傳學醫生，我會說這孩子和潔咪罹患相同的病，這孩子有ＣＦＣ症候群。」她一有機會，便立刻和那女孩的母親連絡，不出所料，她也被診斷為罹患ＣＦＣ症候群，診斷的小兒科醫生正是診斷潔咪的那位，他只是沒想到要把訊息告訴拉娜。相反地，在千萬分之一的偶然機會中（目前並沒有出現CFC特定地域性的統計），在美國如此幅員廣大的國家，一位CFC病童走進了一名女子的教室，而她卻正好是方圓幾千哩之內僅有的另一位CFC病童母親。姑且撇開統計不論，拉娜認為這一定是某種奇蹟。

對拉娜來說，這次的巧遇可說是一大寬慰。「瞭解你的孩子為何會如此，以及和其他有這種孩子的家庭連絡，帶給了我力量和滿足。」拉娜解釋道。然而這位新朋友的發展比潔咪要來得進步許多，拉娜很擔心她的母親認識潔咪會不開心；一個年紀較長，障礙情況更嚴重的人，那是未來的凶兆。

結果另一位CFC病童的母親從來沒表現出想保持聯絡的意願，並且一家人很快便搬走了。「但是我有機會教導那個孩子。」拉娜告訴我，「我心想，這是如假包換的一種症候群。」

潔咪到了十一歲，拉娜和他的先生再也照顧不來了（他們還有另外三個小孩），她搬進一家位於愛達荷州、全美頂尖的團體之家。「那是我所做過最令人震驚，並且最困難的事。」拉娜說，「我的心裡有個洞。而當我考慮重新和CFC社群連絡，它成了我的阻礙之一。」這個傷痛不斷地提醒她，其他家長和他們的CFC孩子生活在一起，他們有辦法應付CFC的特質。

潔咪在團體之家住了十九年，直到她年滿三十。她每個周末都會見到父母，即便他們住在三小時的車程之外。然而在我和拉娜聯絡上的一年以前，潔咪生病了，她罹患一種感染性肺炎和淋巴水腫混合的複雜症狀，讓她在加護病房和死神搏鬥了四個月。後來她終於康復，當時已分別為六十一和六十二歲的拉娜和麥可，把她從團體之家接回家裡住，希望政府及麥可的保險公司能支付兩位全天候看護的費用。「在加護病房裡，感覺幾乎像是在看一位陌生人，我想我不喜歡那種感覺。」拉娜解釋說，她想要保護她的女兒。在加護病房中，潔咪被餵食的代謝性嗎啡，劑量高到足以讓一名二百二十五磅重的男子昏迷一整天。但是在潔咪身上，藥效只維持了兩小時，然後她就扯掉點滴注射管。她身高四呎九吋，體重九十六磅，不會說話，上廁所的訓練只完成一半，但是她的意志宛若磐石。

潔咪在團體之家住了將近二十年之後回到家，為拉娜帶來一種全新的人生觀。「現在我生活裡的恐懼減少了。」她告訴我。由於潔咪一天到晚都在家，麥可和拉娜領悟到，她比他們所認為的明白更多的事理。對於她最喜歡的單字「鞋子」和「更多」，她有自己最喜歡的手語表示。沒有人知道原因：在她不尋常的生命之中，那些字似乎是最有回饋的概念，她每天可以穿上的東西，她可以渴望的想法。「她從那個字得到許多的效果，」拉娜說。潔咪——拉娜說她只有一歲半到兩歲的心態——喜愛男人。在教堂裡，她會看著那些她喜歡的年輕俊俏男子，或者是年長一些的男人，她會跑上前去，抓住他的手臂，咯咯地笑著。潔咪的母親告訴我這個故事時，潔咪已經三十三歲了。

但是拉娜不介意。「我只是覺得我終於成為自己一輩子想當的那種人，」她說，「我教導小孩子，因此培養出耐性與同理心，而不以貌取人地去接觸他人。這一切都是因為潔咪的緣故。」她想了一下子，然後繼續說。她是虔誠的摩門教徒，常提到摩門教徒所謂的永生，關於天堂和上帝的審判。「有一天她會擁有完美的身體和完美的心智。」

誰不願意去相信這番話呢？潔咪，一位擁有幼兒心智的成年女子，改變了拉娜的一生，即使她不過只是快活地過著自己的生活。拉娜記得，那種改變是從另一位CFC病童走進她的教室那天開始。「對我來說，」她堅持，「那次的相遇填滿了我心中的空缺。」

我向來是個無神論者，對於永生及神蹟等字眼感到不太自在。但是在許多殘障兒照顧者的生命中，那些字眼扮演了重要的角色。生命受到神的恩典的這種想法，為他們無來由地承載重擔的生命，帶來某些意義。

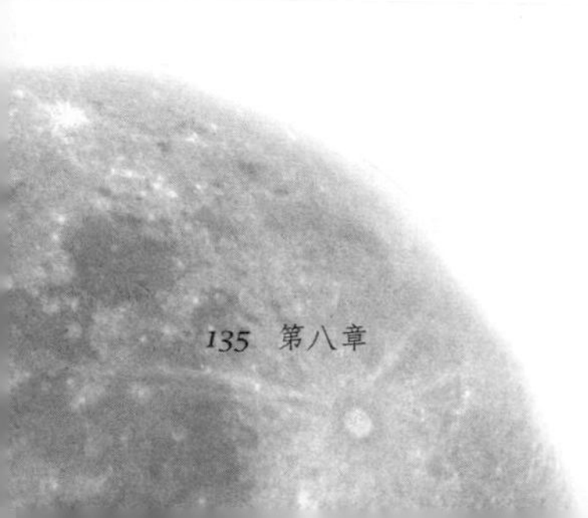

第九章

我常在午後打電話給CFC病童的家長。在一天的時光緩慢消逝之際，我需要一點時間來累積、提振勇氣。我害怕即將聽到的消息——那孩子比沃克幸運，那些父母比我們更努力，然而這種事從來不曾發生，沒有誰比較幸運。假如有人能在這個奇特的殘障世界中格外好運，在其他部分便會有所缺失。錯覺幻想十分罕見。這些家長的處境十分嚴酷，但是他們的心裡一清二楚，而這種清楚的態度有一種少有的吸引力。

因此我打電話給他們，有時候會過去見他們，訴說他們的人生故事。告訴我最難忘的事情。

雪莉．葛林豪住在奧克拉荷馬市，她的口音有那種大開大放的腔調。她有個罹患CFC症候群的五歲女兒金莉，還有個四歲的兒子凱曼，在雪莉看來，他似乎罹患有泛自閉障礙症。養育兩名殘障兒的想法讓我大為震驚，但是雪莉在許多方面都出人意料。她在大學時打過大專壘球（我原先是守左外場的位置，但是到了大三，當起了捕手），並且因為好玩的緣故，在一九九五年參加美國妙齡小姐選拔，而當選了最佳人緣小姐。畢業後，她到一家製藥公司上班，目前仍擔任該公司的業務員。她不是我預期會見到的那種殘障兒母親。

「你過得好嗎？」我問。「帶著兩個這樣的小孩。」

「有時候我覺得我別無選擇。」她也看過狀況更糟的孩子，覺得自己能有一個會說話、另一個會走路的孩子，已經夠幸運的了。她是一名基督教徒，這對她有幫助，她說。她承認自己也有過不去的時候，那些壞時光和好日子如影相隨。

「我很清楚他們為我的生命帶來許多歡樂的時光，」她說，「我很清楚他們的內在是個完整個小小人物。我真心相信他們不是一種基因失誤。也許有時候，他們在我們的心中感覺是一種錯誤，因為我們人類創造出了人造的分界線。但是我相信我們都具有基因缺陷，只不過在臨床表現上沒有那麼明顯。養育這兩個孩子改變了我的生活方式。改變了我的溝通以及待人方式。」她很感激能有這些改變。「我不害怕未知，」她告訴我，現在她在購物中心遇見坐在輪椅上的人，會想要上前去擁抱他們。「我知道我會堅持到底。這是一種許多人都不懂得感激的價值。」

她停頓了一下子，然後說她實在不明白，為何自己還有感到絕望的時刻。「我的孩子們是我所見過的無私和善良的最佳例證，然而我同時深深感到他們有所缺憾，我無法將這種感受和我自己的缺憾感分開來，他們有些希望會破滅，他們無法像我一樣的被人接納。」

孩子們為她的生命所帶來的光明，以及籠罩在她們身上和未來的陰影，這兩種狀況同時存在，她說：其中一項無法脫離另一項單獨存在。接受的難處不在於孩子所必須面對的坎坷，而是直到她自己有了殘障兒之後才明白，生命有多麼複雜，是多麼的無望，同時又多采多姿。金莉的存在（我領悟到，這和沃克一樣）是一種抗議的型態，提醒你要往深處看，或者至少要有警覺。

我看著她們，心想：誰能說在她們的世界中，不比我在我的世界裡快活？然而我對她們感到抱歉，因為我正在用不屬於她們世界的標準來評斷。前一天的晚上，她和丈夫談到再生一個孩子的時候，她哭了。「我又好好哭了一場。我不太常這麼做，但是當我要哭的話，你可點小心點。有些時候我說絕對不行。你是瘋了不成？那時我想到生下另一個有特殊需求的殘障兒。但是我後來又想，我何其有幸能擁有這兩個小孩，也許另一個孩子會更棒。也許我被更高的榮耀所召喚。但是有些時候我想，天哪，這好像在玩俄羅斯輪盤。」

「現在，我認為金莉——天哪——她不費吹灰之力就教會我如何歡樂的生活，不論處境有多艱辛，以及如何善用我的時間。別過分擔心明天，且享受今天。她教我如何為小事開心，她幫助我拓展生活的視野。天哪，她教會我看清楚每個人都有可貢獻之處，並且盡量從別人身上學習。不分他們的能力、種族、宗教。她教我別去看鏡子，在我之外，生命中還有許多的事物。我想我也明白了我們其實十分相互依賴。我需要這兩個孩子，正如同他們需要我一般。」

戴安娜．祖南住在北加州的威靈頓。她的兒子羅尼十三歲，是ＣＦＣ網絡中發展最遲緩的孩子之一：目前他的目標是要自己進食。羅尼似乎是以一種有極度需求的型態過日子，但是要自己進食似乎是再簡單不過的要求。黛安娜的先生是一位汽車技工，在黛安娜嫁給他的時候，他已經有兩個孩子，羅尼是他們兩人的孩子。「他是輸精管重新接回手術之下的結晶，我們是真心想要這孩子的。」

她的懷孕過程很正常，但是羅尼出生時，他的四肢緊繃僵直，偶爾又像果凍一般。醫生診斷他是腦性癱瘓。黛安娜不相信。沒錯，他不會翻身，或是和人眼神接觸，和其他腦性癱瘓的孩子一樣，但是他不同。他們當然沒有做基因檢測。他同樣有無數的醫學問題：他為何放聲大叫？他為什麼哭？我們去看腸胃科醫生，我們去看皮膚科醫生。他不停地捶打自己，彷彿他有自閉症似的。羅尼四歲的那一年，黛安娜讀到一篇科學報導，照片裡面的孩子看起來就像羅尼一樣，當時她便斷定，羅尼是得了CFC症候群。「我們依然用湯匙餵他，」黛安娜告訴我，我知道那要付出多少代價。「他仍然會捶打自己，對我來說，那是一種溝通。」（同上。）「大家說他有一種具傳染性的笑聲。別人對我說，他認得你耶，但是我不確定，他認不出我的想法會令我發狂。」（這點我也是。）「你總是想要那個奶嘴。」（這點我也是。）

和其他CFC病童的父母談話，讓人感到寬慰，畢竟這世上還有其他人知道箇中滋味，但同時也令人氣餒，看見你的焦慮一點一滴的，轉換到他人身上。一張孤單與放逐的網，牢牢地套住了我們。

佛格斯和柏妮絲．麥肯，以及女兒梅麗莎住在卑詩省的伯納比，位於溫哥華的外圍地區。梅麗莎出生於一九八五年，當時還沒有任何關於該症候群的研究報告發表。在著名的CFC社群裡，二十二歲的她算是年紀很大了。她出生後，在特別護理嬰兒室待了四十七天，然後才帶回家，花了四十七天證明她可以存活下來，醫院才肯將她交由父母親帶回去，讓他們自己去想辦法解決如何讓她活下去的難解之謎。在梅麗莎家鄉高度的官僚醫療體系之中，沒有這類先例，所以一開始，她根本不符合接受職能治療或物理治療的資格。「我們看見這些方面很不受重視，」佛格斯說，「很多人被拒絕給予醫療照護。在當時，CFC只不過是一種症狀類型，你知道的，它和這個與那個有關。」

梅麗莎是一名成年人，但是她的舉止有如一名聰明的兩三歲小孩；她可以去冰箱拿一杯牛奶，她會進食，但是不會自己穿衣，而且在她覺得挫折時，會啃咬自己的手。她會告訴母親對講機被扔到哪兒去了，但是她絕對無法靠自己生活下去。外人會怕梅麗莎：她幾乎沒有頭髮，兩眼間還有血管瘤——酒紅色的血管表皮生長。（有些醫生勸她的父母將它割除，有些醫生則堅持別去動它。）

我們通電話；柏妮絲聽起來像是和梅麗莎在廚房裡，用免持聽筒說話，佛格斯則是在另一間房間裡講分機。「我想我們急需針對梅麗莎的醫療照護，」柏妮絲說。她的聲音聽起來很沉悶，彷彿罩了件大外套似的。「但我們的小兒科醫生就是無法理解。他不認為那有什麼重要的。他不斷提出相同的疑問：梅麗莎的生活在短期或長期內，有任何的改變嗎？沒有。但是他確實很好奇，並且感到興趣。對我們來說，那些醫學界的人，似乎只是想要滿足他們的好奇心。」梅麗莎只是一個樣本。但是她有個性，不可忽視的存在，以及驚人的記憶力：她仍然使用小時候學會的三十個動作。她會做選擇，有明顯的喜惡，特別是對於她的穿著打扮。「她連看都不看，」她的母親說，「但就是不肯穿上。」這一點，她和所有青少年並沒有什麼不同。

「梅麗莎對人有超凡的同理心，對小狗和動物也是，」佛格斯在分機上說著，我再度被那種已逐漸變得熟悉的方式，捲入了漩渦之中：我心碎地聽著一個男人如此訴說自己女兒的事，他努力想找出好的部分來說，將女兒對寵物充滿愛心這一點驕傲地捧在手心裡，彷彿那是一條他獨力從湍流中抓出來的魚。我明白，相信我，我完全明白，但它依然教我心情低落。每一次和其他CFC家長對話都帶給我這般的感受。

最讓佛格斯難以忍受的是，為了梅麗莎的緣故，他無法擁有其他人所有的那種野心和欲望；因為想對人生擁有凡人的野心，意味著你必須把自己放在第一位，意味著暫時將自己的無時無刻需要人照顧的孩子擺在第二位。

「這對你們倆產生哪些影響？」

「說吧，親愛的，」柏妮絲說。這顯然是一段闡述心路歷程的對話。

「我想在事業方面的確造成影響，」佛格斯說。「我們倆都無法改變跑道，或是進修。我的確想在事業方面更上一層樓，但是我無法每週工作七十個小時。」

「這屋子裡少有笑聲，」柏妮絲加入了對話。「男孩子們會大笑，但不是無憂無慮那種。他們現在是二十和二十二歲。他們十八歲時開始幫梅麗莎換衛生棉，哪個十八歲的男孩應該要做這種事？」至少有一個兄弟公開表示自己不打算生小孩：他已經把時間花在照顧姐姐身上。

我聽見梅麗莎在後面輕聲呻吟，我在想她是否感到不好意思。

「對，他們不在這裡，」柏妮絲對她的女兒說，指的是兒子們。「他們不會過來。」

「我們的省政系統相信，當你有個殘障孩子，你的家人應該伸出援手，」佛格斯說。「他們讓你難以爭取到補助。身有殘疾的父母或小孩總是開口要求這個或那個，然而政府說，『我們不可能滿足所有人的需求。』在我看來，整個支援體系和福利制度糾結在一起。」梅麗莎的殘障是由連鎖的錯誤傳導基因所導致。但是佛格斯相信，人們對於殘障者的照護費用，和對於失業及貧困者提供的福利一樣心存疑慮。這有如某些人，包括政府在內（這使得申請補助困難重重），相信佛格斯在照顧殘障兒的煉獄之中，可能還會有時間或邪念，想利用殘障這個理由來詐騙政府和納稅人的錢。

省政府的替代方案，也就是仰賴家族來照顧殘障兒，完全不可行。麥肯家族是個大家庭，柏妮絲有四十二位親屬，佛格斯家則有八位，沒人有辦法照顧梅麗莎一個週末。先不去管這帶給人何等感受（柏妮絲聽起來有點不高興，他們有二十一年都沒有家人聞問），那不是公共政策的基礎。佛格斯堅持，政府應該給予你的家庭所需要的。公正不是平等，每個人有不同的需求。

然而在要求和應得的，以及應得程度之間那種巧妙平衡，向來是麥肯一家心中最牽掛的問題。經過佛格斯和柏尼絲多年的乞求勸誘之後，卑詩省政府終於同意負擔兩名住在麥肯家的白天看護。他們試了這個方法一陣子。但是有一天柏妮絲回到家，發現家具被重新調整過位置。又有一天下午，她發現因為梅麗莎引人注目，所以頭上的細毛被看護剃光。柏妮絲告訴我這些故事的時候，就連我都在想她是否要求太高。她有個嚴重殘障的孩子，而政府願意僱用外來看護住進她家，幫助她照顧那孩子：這總是比什麼都沒有要來得強，也許她應該懂得感恩。但是我越想就越覺得這個論點有瑕疵。在哪種狀況之下，有人會把政府僱用一位霸道的陌生人住進你家這樣的事，當作是一種恩惠呢？

梅麗莎是個異常的例子，並且是令人氣餒的類型，但處理令人氣餒的異常事例並非政治官僚的強項。殘障者對於大家所建立的秩序而言是一種挑戰：他們驚嚇了我們，他們的臉孔、他們明顯的需求。他們大聲疾呼地要我們付出比所想像的更多。梅麗莎的殘障特質是無法治癒的問題，一種瑕疵和失敗的記號，沒有永遠通用的解決方案，無論官僚體制試圖更實際或者大方。白天看護耶！依據每個機構的平方呎面積來資助。團體之家！全部都是好主意，但最終還是難逃對某些人來說是失敗的命運。我們當然都想要有解決方法，官僚體系和家長都是如此。我們都想解放自己，不願去面對黑暗的事實，也就是殘障是個人的、獨特的，而且有可能是無解的。

沃克就是個例子。他這輩子都會如此活下去。他對我來說有許多意義，但卻不是為了提醒我的脆弱和恐懼。我可以在心裡對自己承認那些失敗，但是沒有任何官僚體制做得到。因此官僚體系的解決之道變成了所謂的大方案，恣意地施行。這是智能障礙以及精神疾病方面無法避免的歷史。菲利普畢乃爾（Philippe Pinel）於一八〇一年寫下《精神醫學史》（*A Treatise on Insanity*）五十年之後，開啟了精神病院的年代，每十位巴黎人，就有一位在精神病院住過一段時間。精神病院是當時的通用解決方案。

但是佛格斯和柏妮絲麥肯最想要的不是金錢或幫手，而是隱私。梅麗莎將他們推進了公家照護系統，逼他們去爭取她所需要的一切。梅麗莎身懷殘疾，然而照顧她這件事，卻反而使得柏妮絲和佛格斯成了殘障者。「假如你家有殘障兒，」佛格斯說，「你不能只是坐視世界依照家有正常小孩的那種方式運轉，你要去爭取某些事情，讓自己處於這些艱困的地位，而且你會失去很多。我們失去了不受人矚目組成家庭的權利。」

不可避免地，佛格斯和柏妮絲擔心，有一天他們走了之後，梅麗莎要怎麼辦。他們想出了一個計畫，梅麗莎可以住在自己家裡，另外還有三位年輕女子來幫她。他們已經為她買了一棟漂亮的房屋，大約是他們自宅的兩倍大，價值五十七萬三千元（那是我打拼二十五年的錢，佛格斯說）。政府有些專案可以協助支付瑪麗莎的陪伴者費用；房務的運作會受董事會監督，其中包括梅麗莎的兩位兄弟。

我找上柏妮絲及佛格斯時，他們正在將梅麗莎「轉移」到她的新家，過她自己的生活。她似乎很享受這種願景。他們的兒子們也正在搬家。柏妮絲和佛格斯看著這座空蕩蕩的房子，這比我們打算要孩子搬出去的時間要早很多，佛格斯脫口說，但是他們決定要一次解決。多年來渴求獨處而不得，現在他就要達成願望了，他卻感到出乎意料的孤獨悽涼。

有一部分的我想對佛格斯說，你終於如願以償了。對一位擁有正常小孩的父親，多年來渴求能有片刻獨處的時光，而當孩子們搬了出去，卻又想念不已之際，我不會對他說這種話。但是佛格斯和柏妮絲．麥肯決定要讓世人注意到他們家女兒的困境。即便我這樣明白內情的人，也因為他們讓我感受到的極度痛苦，而樂意見到他們受思念之苦。

下一個故事總是比前一個更精采。無論某人的生活有多辛苦——對於那些表現得若無其事的人，我經常得哄勸他們說出心中抱怨——總是有其他人承受了更多的苦。

安琪．李迪克森從小就住在目前的康乃狄克現址。她四十二歲，在一家牙科診所當經理，有兩個兒子，十歲的艾瑞克，以及八歲、患有CFC症候群的路克。在生下第一個兒子之前，她迫切渴望能組成一個家庭；她流產三次，最後求助於受孕藥。但是路克的情形不同，她很快便懷孕，而且孩子來得正是時候。「我希望兄弟的年齡接近。」她告訴我。她懷路克的過程超級順利，就算醫生認為他比足月分娩早了兩週。「我的懷孕問題總是在末期結束麻煩，」她說，「因此在我懷路克的後期，我從未想過會開始過著另一種生活。」這是對堅持到底的一種奇怪獎勵。

她的生活瞬間變色。從他呱呱墜地的那一刻起，地獄便大門洞開。「他一出生，他們將他抱來放在我懷裡，我先生和我立刻知道有什麼地方不太對勁。他和我們之間沒有互動，然後馬上被移送到新生兒加護病房。」在此同時，安琪在醫院病房內開始大出血，還昏了過去。等護士發現她後，也跟著昏過去了。總的來說，這是不同凡響的一天。路克困擾了他的醫生們，沒人診斷得出他是得什麼病。安琪把他帶去波士頓兒童醫院，以及數不清次數的康乃狄克醫療中心，這樣過了三年，才有人想到克斯提洛症候群。她接受了診斷，但心中抱持保留態度，因為路克看起來並不完全像是克斯提洛症的孩子。然後她在《玫瑰》（Rosie）雜誌上讀到一篇文章，那篇文章正好是我的妻子所寫。當安琪讀到瓊安娜對沃克的描述時，她立刻帶著路克和那本雜誌去見他們的小兒科醫生，詢問路克是否應該是罹患了CFC症候群。那位小兒科醫生根本不在意。「他要我帶他回家，好好的愛他。『你生到這樣的孩子就得認了，』他說。於是我開除了那位醫生。」

她開始了漫長又挫折的搜尋，想找到準確無誤的診斷。她設法去見約翰・歐皮茲醫生，但是歐皮茲醫生很忙，一年內都無法替路克看診。一年耶。她最後在鹽湖城見到這位遺傳學家，但是歐皮茲不認為路克是CFC患者：他的特徵比典型的CFC病童來得更「溫和」（安琪自己也注意到了這點），並且「他不喜歡路克有眉毛的事實」：百分之九十五長有眉毛的CFC病童，結果都是克斯提洛症患者。對李迪克森來說，這種判斷似乎比較像是臆測。她把孩子帶到克斯提洛病童的年度大會，但是仍不認為孩子屬於此症。她在二〇〇五年第二度參加該會時，認識一位來自舊金山綜合癌症實驗室的研究者，這位研究者試圖將分別造成CFC症候群及克斯提洛症候群的基因分離出來。路克做了克斯提洛症候群的測試：他並未罹患此疾。李迪克森家震驚不已。我們是如此希望有所歸屬，然而卻又被拋回到未知的世界。數月之後，在加州遺傳學家凱特・魯恩的領先研究之下，路克被確認罹患了CFC症候群。但是他的情況比大部分CFC病童都來得糟。他不會說話（儘管「他的聽力很好」安琪堅持）；她不確定他的視力如何（他在靠近電視前幾吋的距離，觀賞學齡前兒童節目）；直到現在，他都還需要拐杖助走，偏好爬行；三歲那年，他突然以驚人速度成長，經歷了性早熟階段（一種罕見但著名的CFC症候群特徵，彷彿這種症候群的一般症狀還不夠麻煩，路克每三週得接受一次腦下垂體注射，以抑制他的荷爾蒙，直到年紀大一些為止）。和其他的CFC患者不同，路克個子很高：他九歲時，身高五呎十一吋。他的心臟組織縮小（和沃克一樣），但是（和沃克一樣）當他年紀漸大，開始癲癇發作。路克認得母親和父親，兄弟以及祖母；他很有感情，儘管（和沃克一樣）到五歲才顯現出這一點。之前（和沃克一樣）他比較喜歡獨處。我會猜他大約是十五到十八個月大，安琪說。他絕對不到兩歲。

他沒有任何口語上的溝通。他會笑、會玩，但是不會玩太多的玩具。和沃克一樣，他喜歡一再把帽子扯下來，讓那些想要他戴上帽子的人無法如願以償。「我想一般來說，路克很快樂，」安琪說。「他哭是有原因的。我認為他的生活品質很好，在大多數的情況之下，我想他在自己的小小世界裡，活得很開心。而通常只要他開心，我就開心。有時候這種情況會叫你心碎，因為他活在自己的小世界裡。但有時我在想，那個世界未必就比較不好。有時候，因為他帶著微笑入睡，而且微笑著醒來，我喜歡想像他不論何時都很快樂，我喜歡認為他是如此。」

這是CFC病童的家長共有的心情；讓情況更雪上加霜的是，二〇〇七年五月，安琪．李迪克森對我說出這些想法之前六個月，被診斷出罹患肺癌。但是健康在她心中的地位比不上兒子對這個世界的價值。

「天哪，他帶給我們好多，」那天她這麼對我說，當時她已經知道自己來日無多。「他教我們如何接受生命原本的樣貌，發生狀況時就去好好面對。要不是被卡在困境中寸步難行，要不就是收拾殘局，全力向前。就在那個時刻（指路克出生之後），我們改變了生活態度。我們買了一台露營車去露營，因為他喜歡。路克教會我們最重要的一件事，就是接受與眾不同，不要去害怕。這和我們小時候完全不同。我們總是離那些殘障小孩遠遠的，但是現在大家都會和他玩。路克在學校被稱為市長。這些日子以來我一直在想，他能做到今天這樣的表現，因此我也能達到我的目標。」她的意思是指自己的癌症。路克似乎能讓你看穿事情的本質，當其他的媽媽抱怨孩子不能一覺到天亮，她得忍住不笑出來。「一覺到天亮！我的天哪，我有九年時間都不曾一覺到天亮了。」

她想要永遠陪在他身旁，她生病後，開始擔心沒人能取代她在路克生命中的位置，但是後來她換了個角度想。「就長遠來看，他的適應力很強。」她本身的重症只是強化了路克的殘疾所揭示的事實。「若沒有他，我會對物質生活更有興趣。」安琪說。「那些玩意兒。而現在，你知道的，我沒有那些也能過活，我不需要了。只要擁有健康、你愛的人，還有家人，這樣就夠了……」

和安琪．李迪克森談話，就像和其他經歷養兒育女苦樂的家長談話一樣，有一種持續低調的不安，不時摻入爆發的恐懼和擔憂，驕傲和挫折，疲憊和喜悅。不同的是安琪不讓自己屈服於誇大的孤立感，讓一個父親或母親相信自己是全天底下唯一承受這種事的人。「我不懂為何要抱怨。」那天安琪．李迪克森在電話上對我這麼說。

次年春天，安琪死於肺癌，得年四十二歲。路克仍舊和父親同住。

我不斷在尋找一個環境，能賦予沃克一些存在意義，讓他崩解的生活（以及我無可避免的奉獻）能擁有更多意義和目的。我以為能在其他CFC病童的生活中，以及他們的父母親身上找到什麼。出乎意料之外，得知他是一個大社群中的一份子，讓我安心不少，我知道我並不孤單。CFC病兒社群的本質——一百位兒童和他們的父母，浮沈在大千世界之中，迫切地想緩解痛苦，並且想從一個異常的環境中，救回一些正常生活的表象——比它的表像更為複雜，有時帶給人安心，也給人帶來苦惱。現在我知道，沃克和他的表現，如瓊安娜所形容的，並非獨一無二。

現在我要發掘的是原因。於是我轉向科學求助，希望實驗室能為我的兒子沃克找到解答。

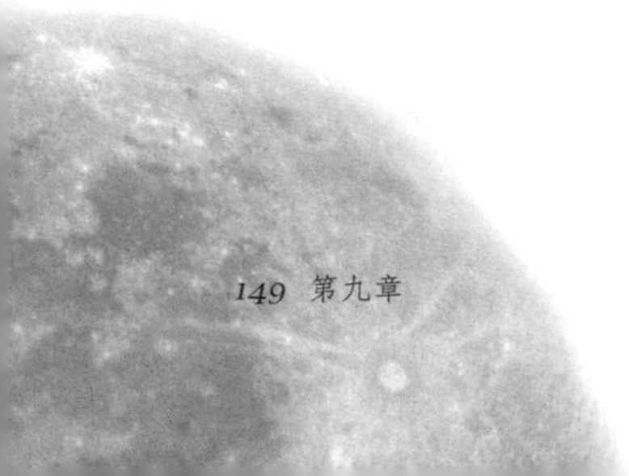

第十章

美國國家醫學圖書館的遺傳疾病諮詢網頁上，列出了這些「幫助瞭解CFC症候群」術語：

「細胞死亡、心房的、體染色體的、體染色體顯性、癌症、心臟的、心肌病變、細胞、皮膚的、分化、生長遲滯、基因、心瓣膜、眼距過寬、肥大的、低張症、魚鱗癬、發病率、角化症、巨頭畸形、畸形、智能障礙、肌肉張力、突變、新基因突變、細胞核、眼距過寬、瞼裂、增生、蛋白質、下垂、肺狹窄、RAS基因、癲癇、中膈缺損、身材矮小、打手勢、身高、狹窄、症狀、症候群、組織。」

關於沃克特異狀況的文字完全俘虜了我。新的文字被創造出來描述這個新世界，注入以科學命名法偽裝的正確性，彷彿這些標籤能有所幫助或用處。當然，就比較的意義來說是有用的。用誘人的複雜多音節詞語來形容一個症狀，用陳舊的科學字眼來描述一個男孩。凡是和沃克相關的事都被另一個名詞搞得更複雜，但有許多時候我反而很感激這點，因為這讓他的存在變得更有深度，帶給我更多思考的方向。而諷刺地，有時候除了思考之外，也別無他法。

我坐在上班的大報社《環球郵報》（*Globe and Mail*）的辦公桌前，閱讀一位名叫凱特・魯恩的遺傳學家所發表的研究報告，她發現了三種和CFC相關的基因突變。那是二〇〇七年四月的一個星期二。我的辦公桌位於開放空間裡，一個位於殺戮戰場的寫作處。但是那天早上，我必須站起來走到外面去，免得喘不過氣。造成CFC的基因。和沃克的難解之謎共同生活十一年之後，這個結論令人興奮，同時也教人驚懼。我和沃克之間的關係畢竟是私人的；我們以兩人之間的標準進行溝通，只要對我們來說行得通就可以。我對他「說話」，他也對我「說話」，藉由發出彈舌的噠噠聲，讓彼此知道我們在注意著，知道對方就在身邊，靜靜地聆聽著。然而現在有個基因，一個非個人的科學因素，深植於他的痛苦根源，這會帶給我什麼訊息？是否會讓我不再相信私下的自言自語，說我兒子擁有秘密的能力？我是否還能從我倆之間的彈舌語（舉例來說）得到安慰，假如基因說明這根本沒有意義，這種溝通完全超出他的能力之外？目前為止，我得和一個團體之家分享我的兒子。現在我還要再與實驗室一起分享嗎？

我並非說這項發現不存在重大希望，假如我能知道是哪種基因失誤造成沃克的問題，我會把問題挑出來，甚至可以找到治癒的方法。我們會有一個確定無誤的病因，可以用來歸罪或修復那組成他與我們的生活，在猜測與茫然的汪洋大海中，所存在的一個渺小具體事實。

有了GPS全球導航系統，我可以在入夜後飛到一個複雜又令人困惑的大城市，租輛車，然後輸入我要去的地址。GPS裝置告訴我，出了租車停車場左轉，就會立刻接到高速公路網，一條車流如水的通道。跑了好一段時間之後，終於在旅館停車場停下來。GPS讓我覺得我能快速抵達某地。缺點是我從不明白自己身處大都市的哪個角落。GPS帶你到你要去的地方，省略所有低效率的岔路。

原來GPS和CFC基因一樣。

凱特．魯恩工作的地點，位於舊金山的綜合癌症中心的基因研究室，那兒燈光亮如白日，到處堆滿了教科書、試管、瓶塞、磅秤和微陣列晶片掃描儀。遺傳學的科學報導寫著大多是給專家們看，而一般人不會懂的標題，例如《毛孔角化症／眉部瘢痕性紅斑及18p缺失症候群：LAMA1基因是否可能有關？》基因學家帶著叢林深處戰士略受驚嚇的神態，得知這場已經打了二十年仗，早就結束。他們熱愛不尋常的非人類螢幕保護程式：例如貓咪睡在小木屋的圖片。（有一回我走進電梯，正好碰上一群下班的遺傳學家。那天是萬聖節，電梯裡的兩位女遺傳學家戴著惡魔尖角的頭飾。「今晚要出門嗎？」其中一名男子問道。女子搖搖頭，我不覺得意外。）

我出現在魯恩實驗室的那天早上，她的同事安．伊斯岱普正將培養液注入培養皿。培養皿裡裝著從CFC患者的DNA中，所析離出一種基因的二十九種突變複製品。魯恩還沒來上班，因此伊絲岱普這位優雅的三十出頭金髮女子，毫不掩飾她對實驗室工作的熱愛，答應接受挑戰，向我解釋CFC的複雜遺傳學。

她以科學的高度來看待整個過程，視其為人體生物學的優雅證明。「受孕有許多部分都可能出問題，」她說。「大部分的懷孕都在最早期便流產，這只是大自然對適者生存的安排。而即使產期將至，你已成為極少數明確待產的孕婦之一，還需要很多適當的因素才能正常生產。」

這是瞭解沃克的一個新看法：他並非殘障，只是稍微有瑕疵，就像在過季商場拍賣的一雙穿起來毫無問題的折價鞋。他仍然是一種「遺傳結構」，如伊絲岱普所形容，「和生活可相容，是一個活著、有呼吸的人類，但其中存在著廣泛的差異性。大家都有兩隻手臂，兩條腿。大部分的孩子有某種範圍內的情緒，稱作人類。」在我認識她的前兩個禮拜，友人介紹她認識艾蜜莉・山塔・克魯茲，這是她首度與實驗室中培養皿研究了八個月的活生生CFC基因面對面。她覺得這次的會面「十分令人感動」，儘管她曾因驚訝而小聲地說，「看到她發展遲緩的情況的確很嚴重。」即使對於一位像伊絲岱普這樣投入的科學家來說，在實驗室裡所研究的生命，和真實的生命之間，仍有一道鴻溝。

凱特・魯恩約四十出頭，個頭嬌小、金髮、活力充沛。她在城市另一頭的加州大學舊金山分校兒童醫院裡有一間辦公室，在那裡看門診，也在綜合癌症中心看診。她十分善於釐清複雜的遺傳過程。「這是你的染色體，」那天下午，她在一張紙上畫圓圈說明細胞如何運作，一面對我說。「在這個染色體裡，這是你的DNA，這個DNA（去氧核醣核酸）上有一個個類似併排的基因。基因形成RNA（核醣核酸），RNA再組合成蛋白質。蛋白質是在細胞裡漂浮並實際作用的物質。」人類的染色體組，大約有二萬五千種製造蛋白質的基因，還有三萬五千種調節基因。有些基因以複雜的型態摺疊（也是依據來自遺傳密碼的指示），然後形成細胞，再形成人類組織。其他的蛋白質以團體管理的形態運作並控制酶（官僚體系無所不在）。蛋白質的RAS家族及酶（來自大鼠肉瘤病毒的研究發現）是管理者，或者更明確地來說，它們是分子開關，負責一組聯繫細胞、細胞膜與細胞核之間的訊息路徑，以控制細胞生長。「細胞核是細胞的主宰，它接受指令的唯一方法來自於細胞之外，」魯恩如此形容，「而指令是以訊息傳遞的型態傳入，或者說是分子彼此之間的對話，最後傳話告訴細胞核該做什麼。」這個過程的運作有如傳話遊戲。酶或蛋白質悄悄地移到細胞壁，告訴它要有所動作；而在細胞壁另　側的酶將指令傳遞給細胞內的另一群酶系統，如此傳遍細胞體，直到訊息抵達細胞核，然後細胞核再依照指令進行動作。

接著ＲＡＳ活化其他的「下游」訊號系統，例如可以抑制更多特定細胞功能的有絲分裂活性蛋白質激酶（ＭＡＰＫ路徑）。在醫學研究者眼中，ＲＡＳ是聲名狼藉的路徑。有百分之三十的癌症腫瘤顯示出某種型態的ＲＡＳ反常，也就是細胞生長失控，或者是細胞壞死停止，是由於某種不正確的指令或訊息傳遞。

「我只是個傳統的醫學遺傳學家，」魯恩告訴我，「我看病人，設法診斷出他們罹患哪種疾病，同時身邊有一群研究訊息傳遞的聰明生物化學家一起工作。我只記得看著這些變化時心裡想，天哪，有朝一日他們將會發現，這些訊息傳遞路徑也是基因症候群的一部分。」

有一種和努南症候群相關的基因，已經被發現在ＲＡＳ路徑有一定作用。還有一種和神經纖維瘤病相關的基因也一樣。撇開一些細節不談，這兩種症候群的身體特徵，其實和克斯提洛症候群及ＣＦＣ症候群極為類似。這樣說起來是合理的，造成ＣＦＣ症候群基因突變的基因，也可能潛伏在ＲＡＳ路徑中。

然而，要經費資助研究一種影響全世界三百人的症候群，又是另外一回事。幸運的是，至少對魯恩的目的來說，RAS路徑在製造癌症腫瘤方面扮演著重要的角色，而這些腫瘤是細胞無法抑制生長的結果。克斯提洛症候群、努南症候群以及神經纖維瘤病都會產生腫瘤，而CFC症候群並不會。對魯恩來說，那些已知的事實看起來像是研究的機會。在四種症候群裡，發現有三種會以相同的細胞路徑產生癌症，第四種則否，是什麼使它們在基因上有所差異呢？這方面的瞭解是否能為腫瘤形成提供線索？以此類推來說，一百名孩童在同一條街上長大，但是只有其中七十五名得到相同的癌症。假如你能找出那二十五名孩童未罹癌的原因，你便能對其成因及療法找出頭緒。

「這，」魯恩繼續說，為她的推論邏輯做結語，「就是國家衛生研究院經費的基礎。」魯恩已經不再研究那僅使三百名不幸孩童受苦的突變，而是透過手邊有的DNA分子量標準來研究癌症的潛在肇因。「我們會從這些孩子身上得到許多資訊，」她告訴我。「藉由瞭解他們的基因，可以找出更好的治療方式……從這些孩子身上，我們能對癌症治療有更進一步的瞭解，而就許多層面來說，這都是一大發現。」

總而言之，那是一種理論，至於如何實踐則是另一回事。魯恩同時研究克斯提洛症和CFC症候群，想要找出致病的基因。每個症候群需要有三十位研究對象、他們的許可及DNA。她們花了五年的時間，找來三十位克斯提洛病患。等到完成研究，發現克斯提洛症基因正如她所預期的，就在RAS路徑中，由日本仙台東北大學的青木洋子所領軍的研究團隊，卻搶先在一個月前發表了成果。

她在CFC方面的研究運氣比較好，幸好有布蘭達・康哲和茱莉・山塔・克魯茲自二〇〇〇年起在CFC大會上所收集的血液樣本。克斯提洛症的實驗耗費五年時間才找齊研究對象，而CFC研究收集只用了三個星期。「在數天之內，就有人給我一群CFC實驗對象，僅僅幾天之內耶！那個星期我便收集到了DNA，這實在是太驚人了。」

二〇〇六年一月，在CFC症候群被正名的三十年之後，凱特・魯恩發表了她的研究成果。和CFC相關的突變至少在三種基因上產生：BRAF、MEK1、MEK2。日本的個人研究多加上另一種基因。克斯提洛症候群在HRAS基因顯示出突變，而努南症候群則是顯示於PTPN11基因上。這些都是在RAS路徑被發現，並且全都會影響細胞的生長和死亡。

這些基因和其複雜的首字母縮寫（許多與其化學成分有關），在我聽起來像是新發現的行星，其複雜難懂與精妙高深的程度，等同於基因本身。但是在魯恩傾力解說沃克究竟是哪裡出問題的之下，使我完全能明白她所說的話。晚餐時間快到了，在她的辦公室窗外，舊金山正籠罩在那少不了的驚人澄黃暮色中。

四種核苷酸，經過一再結合而組成人類的基因，其序列有三百萬的鹼基對之長。每個核苷酸由一個字母代表。「這種突變，」魯恩說，「我指的是造成CFC的那種，是在整個基因裡改變了一個字母。沒錯，整個基因裡的一個字母，導致一個胺基酸改變。一個胺基酸，那是整個蛋白質裡的一小塊組成積木，就是它造成了CFC症候群。」同時也造成了沃克曲折的人生。

「有誰知道那個字母為何改變嗎？」我問。

「DNA會複製是吧？DNA會複製，但是其複製無法達到絕對準確性。假如複製時完全不出錯，大家的長相就沒有分別了是吧？好消息同時也是壞消息，就是假如它出錯，機率大約是一百萬分之一。每一百萬個鹼基對裡面，有一個會有失誤。我們有各種蛋白質和酶等物質，會回頭去把這個錯誤挑出來並修復，因此有許多錯誤是你永遠都不會察覺的。但是有時候錯誤並未被修正。當錯誤未被修正，它會導致蛋白質產生變化。而蛋白質表現的變化可能會使我們的免疫系統更好，肌肉更強壯，會發生進化稱為的好影響，你知道，適者生存，但是也可能會有基因改變，而造成有害的影響，譬如心臟破個洞，或者免疫系統減弱。可能有好影響，也可能有壞影響。」

不久我向凱特・魯恩道謝，離開她的辦公室，橫越那棟人樓外面的馬路，在一張長椅坐下來，思考著她說過的話。進化成功，或者是成功的隨機突變之科學定義，在於容許生物存活或繁殖。只憑藉天擇，我兒子不會有機會存活下來。

根據一位遺傳學家的判斷，沃克是自然界的「有害影響」。

但他不盡是自然界的產物。他存活了下來，他的倖存同時也是醫學技術以及人類關懷的結果，那些G管和藥物，以及一群人的持續關注。他們相信兩者的互動值得雙方付出這些時間，即便成果難以估算。沃克沒有什麼地方值得吹噓，不論是智力或生理方面。但是和許多其他的CFC病童一樣，他改變了許多人的生命，我的以及其他人的。他讓我的生命變得更深刻寬闊，讓我更能包容並且更有毅力，在道德上更可信賴。他帶給我更長遠的視野。感覺上也像是某種形式的進化，一種正面的道德進化，儘管這不在現代染色體科學所想要研究的部分。

然後我抬頭看，發現我坐在一座街頭雕塑的前面——「歷史之外」（Regardless of History），英國人比爾・伍卓（Bill Woodrow）的作品。它是一座七呎高的銅製品，一棵單薄、枯萎又稀疏的樹，發育不良地從岩石上長出來。但的確在生長。

我飛回多倫多，夏日變成了秋天，繼續探索沃克的狀況。

在十月份的一個週三早上，我和提娜．卡薩帕基斯見面，她是沃克另一個家——兒童醫院遺傳學門診的主管。沃克也在那裡。遺傳學門診盤據在多倫多市中心辦公大樓五樓的一個角落。從正面看去，這棟大樓看起來像一支巨大的口紅，它曾是一家瑞士銀行總部的所在地。大廳櫃檯後的警衛對我點頭道早安，他應該早已看盡人生百態。我搭電梯上去，在五樓出了電梯，沿著走道走進遺傳學診所，坐在依舊一塵不染的候診室裡。十二年前，我曾經在這裡枯候，當時沃克被診斷出罹患CFC症候群。我來得太早，提娜和沃克都還沒到，因此我得等待，如同先前一樣，等到櫃檯有人過來。我不在意，我喜歡辦公室早上九點鐘之前的樂觀平靜。我嘆口氣，再次吸進空盪走道的無味靜止空氣，心頭閃現幻想，假裝我們是唯一來過這裡的人類，一種稀有人種，迷失在這個未開發也沒有突變的世界裡。（遺傳學門診的預約看診時間都拉得很長，以盡量減少突變病患彼此互動的機會。）

與CFC臨床診斷共存了十一年之後，沃克現在要接受基因測試。在加拿大的政府出資藥物體系之下，要進行CFC基因測試必須等待六個月：三個月時間給省部保健官僚體系核准測試費用，另外三個月用來收集沃克的DNA樣本、填寫書面資料、將樣本寄至測試實驗室、進行測試之後再把結果寄回來。

接著就是例行公事。沃克將玩具扔得整個遊戲室都是，在我的大腿爬上爬下，同時一位遺傳學諮詢師（有時候是兩位）快速讀完標準的家屬同意書。他們不保證能找到基因裡的異變，但不意味他沒有罹患CFC症候群。假如這三種基因的測試結果都呈陰性，我們可以在更進一步的領域，尋找更罕見（也是測試花費更高）的基因。即便如此，診斷不是療法。基因方面的研究正在快速發展中，但是先進技術所產生的結果遠超出科學所能理解的範圍。基因診斷也許能、也許不能確認沃克罹患的是CFC症候群，即使沒有，他仍然是沃克，同一個男孩。我們有任何問題嗎？我差點如莎翁筆下的獨白者，脫口而出：測試與否，大哉問矣。是要忘掉基因研究所帶來的美妙幻想，或是去仔細徹查人類的每個基因？無論這兩種方式之中哪一種能讓心靈更平靜，進行測試的想法給我們帶來了答案。不斷進行測試，並藉由測試，假裝它能終結心痛，以及他弱小身軀所承受的千百種自然衝擊。這是我們衷心希望的完美結局。

然後是困難的部分：收集基因資料。沃克在嬰兒時期，他的DNA便已經為染色體測試而收集分類（令人難以置信的是，結果顯示無異變），而且仍然有存檔。但是今天早上，臨床醫師們將採取新樣本，以防萬一。我知道我的角色。醫師擔心沃克可能的反應，他們分辨不出會傷害他和讓他不高興的事情，因為這不是醫師每日的例行公事。我將他緊緊抱在懷裡，左手跨過他的胸口，以便控制他的頭部偏向同一個方向，並且張大嘴巴。此時醫生往後站，有如偉大的獵人，等待時機射出一槍。我知道要抱緊他就必須用這種方式控制，但這方式卻會嚇到大部分的醫師，儘管他們很感激我這麼做。這麼做使我覺得自己有用，讓我感覺離我兒子更近了一些；我是可信賴的主事者，一個永遠不會傷害他的壯漢。然後是張大嘴巴，就是現在！醫生拿一根看起來像超長棉花棒的東西擦拭他的口腔內部，棉花棒放進塑膠試管，大功告成。

冬天來臨。那是一個很冷的冬天，下了很多雪。沃克發展出一種新嗜好，在我們開車來回團體之家的路上，隨著我輕哼低唱，雷．查爾斯（Ray Charles）唱著《你是哪種男人？》以及《我有個夢想》。有時空氣中的溼氣會凝結在窗戶內側，沃克把霧氣抹去時，我能聽見他手指在窗玻璃上發出的短促尖利聲音，我們開車到北邊及東邊，唱著藍調歌曲，奧勒佳和沃克在後座嘻笑著。有時候為了讓奧勒佳喘口氣，我會自己載他回去，但是這樣很棘手。他渴望有機會能坐前座，喜歡搖下車窗，把我的地圖扔到公路的疾風之中。我只是打比方。他是前座一個扭動不安的開心果，很喜歡聊天，也喜歡聽我說話，當我們馳騁在寬闊的公路上。一想到我有多喜歡那些和他在一起的好玩車程，我便感到心痛。老爸和兒子，開著車——這個畫面還不夠清楚嗎？但是那些車程也很寂寞，因為當瓊安娜不在我們身邊，我總是感到怯懦，下意識會慌了手腳。但是我們當然很有效率，她和我輪流開車，因為不需要兩人都花兩小時在車上，畢竟車上也沒有事好做。

春天來了。我種在前院的延齡草長出來了。一位叫潔西卡．哈特力（Jessica Hartley）的年輕遺傳學諮商師打電話給我，告訴我一些不尋常的消息。那些通常和CFC有關的基因，例如BRAF、MEK1、MEK2，在沃克的DNA裡頭都沒發現突變。我預約了另一次門診，沃克、提娜和我又回到那棟口紅造型的大樓。基因測試是我的主意，因此這是我的責任，不是瓊安娜的。

哈特力看起來年輕得不像是能擁有如此豐富學識的人。她有一頭黑色長髮，以及淡淡的哥德風格。她和一位上司，大衛．齊塔耶（David Chitayat），一位高瘦的中年科學家，也是兒童醫院的資深遺傳學家，一起出席我們的門診預約。對於沃克在三種通常和CFC有關的基因之中，並未出現任何突變的這個事實，兩位諮詢師熱心地向我們保證，這並不代表什麼。「假如我們沒有發現什麼，不必然意味著他沒有罹患CFC症候群。」哈特力用一種抱歉的語氣說，「假如所有測試結果均呈陰性，我們可以重新提出測試。CFC絕對是機率最大的可能性。」她提議重新測試，這一次還要搜尋其他的突變，尤其是努南症候群和克斯提洛症候群。

就他們對於CFC及其姐妹症候群的瞭解，越來越多研究者再度將CFC、努南及克斯提洛症候群視為相關症候群——RAS路徑異常或努南症候群異常。染色體緩慢地釋出它奧妙難解的秘密，科學家們開始將範圍越來越廣的智能障礙，特別是伴隨著臉部畸形及心臟問題，歸因於細胞內的訊息路徑之破壞。這些孩童的身體似乎無法分辨何時要製造細胞，何時要停止。

齊塔耶長期投入這個領域，是一位廣受尊敬的遺傳學家。他說沃克在母親子宮裡生長的頭兩週，突變會在此時產生。和CFC相關的每一個基因，應該要能在發生於細胞內的溝通串接之每個不同階段，負責開／關的訊息執行：產生突變的BRAF基因開始起作用（或者是磷酸化）的時間過早，於是在比MEK基因更為基本的層面破壞了細胞的訊息。但是路徑也會回饋到它們本身，造成的可能影響為，MEK突變的CFC病童似乎有更脆弱的身體，但是較輕度的認知問題。無論結果如何，這些都是推論，一切全都是假設而已。遺傳學家揭開了人類生理學的一個廣大領域，但經常是他們發現得越多，對於細節如何拼湊起來的方式就越不明白。

潔西卡．哈特力、大衛．齊塔耶，以及凱特．魯恩在名符其實的尖端科學中攜手合作，他們的假設是根據已知並且可測試的生物化學交互作用。但是有些時候，他們的推測在我看來，似乎與法國十七到十八世紀的醫療淨化儀式沒有太多不同。當時的咖啡和煙囪灰是用來治療瘋癲的良藥，而憂鬱症的可行療法為放掉病人身上十盎司的血，並輸入小牛犢的血以替代。「無論如何，」齊塔耶說，「我們最想找出來的是他究竟罹患了哪種疾病，但是要找出病因並不容易。」

談了一小時，下一步就清楚多了。我們會重新進行CFC測試，以確定我們處理的不是假性結果。我們會檢驗努南和克斯提洛突變，以及數種其他的RAS路徑相關病症。假如這些檢驗結果均呈陰性反應，我們會後退一步，替沃克的染色體DNA進行微陣列分析。染色體微陣列掃描絕對比沃克小時候所進行的染色體篩檢更靈敏。「微陣列在尋找染色體缺少或額外的部分，」齊塔耶醫生解釋，那是在他生命的基因句子裡所缺少的單字，「而基因測試也會找出拼法錯誤。」假如沃克在一個尚未發現的基因中有導致染色體異常的突變，微陣列可能會顯示染色體中的哪部分有異常。我們知道我的車停在安大略省，只是記不得在哪個城市——這便是該測試的主旨。

有一些新測試（微陣列便是其一）可以在加拿大進行，但是其他的只能在美國的認可實驗室進行。假如沃克確認是CFC患者，他的DNA可供進行研究，其結果必須出自認可實驗室。每回測試費用為一千五百到二千元。如果要省政府健保給付，則需要省政府的核可。在美國進行測試的花費更高，若要我們的省政府支付這筆費用，則需要更嚴格的審查並核准。醫生提出測試的正式理由，通常是基於找出沃克罹患疾病的基因診斷，這是合理的要求，正確診斷可以更加全面瞭解他的的需求，並帶來更好的治療。這一次我們可以預計在七到九個月內得到結果。

在此同時，我們能做的只有等待，感覺彷彿是有一小部分的沃克被郵寄到世界各地，然後再設法自己飛回來。沒人覺得有時間的緊迫性，畢竟無論診斷結果如何，都無法改變沃克。

檢驗結果終於在二〇〇八年秋天出爐。我回到口紅造型大樓，潔西卡也在，這一次還有葛瑞絲・尹（Grace Yoon）醫生，她是多倫多的一位神經遺傳學家，在ＣＦＣ神經學作用的研究方面，和凱勒・魯恩的研究團隊有合作關係，是一位三十多歲的美麗女子，說話方式精確又謹慎。最後一回的基因測試，唉，只不過是加深了沃克的謎團。他的ＣＦＣ標準基因BRAF、MEK1及MEK2均呈陰性，克斯提洛或努南症候群的基因KRAS也都是陰性，和神經纖維瘤病有關的PTPN11沒有顯示出突變，SOS1和BRAF1這兩種新發現和ＣＦＣ相關的基因也一樣。

「這不代表他沒有罹患ＣＦＣ，我們總是有還不清楚的基因。」尹醫生在診所的一間窄小諮商室裡如此解釋，「我心中從未懷疑他有基因方面的問題，但是目前我不確知那是什麼，ＣＦＣ是早期醫生做出的診斷，我認為那是最可能的猜測。」舉例來說，只有百分之六十五的努南症候群疑似患者，顯示出「正確」的基因。

尹醫師又說，美國和日本的研究者最近將SPRED1基因與神經纖維瘤病連結起來。「但是老實說，有那種基因異常的病患，症狀要輕微得多，」她承認。ＣＦＣ，她重複說，「是最理想的合理結論。」沃克可能表現出比較嚴重的現象，因此形成ＣＦＣ的一種較為罕見之異常版本。但是她想徵詢同事的意見。她拍了幾張他的臉部、手部和足部照片，主持一項生理檢查，測量兩眼的間距（這個間距比起其他ＣＦＣ病童的要來得寬），記錄他皮膚粗糙的特徵，以及更常見的內皆贅皮，和耳朵上的厚層皮膚，等等該症候群耳熟能詳的症狀。她會將照片和數據電郵給國際小組，以徵詢他們的意見。

同時我們要繼續等待。這種感覺好像是我從夢中醒來，起先我什麼也不記得；發生了某些事，而我只能回想起某種淡然、模糊又令人不安的殘餘片段。

「我們的知識遠不及基因測試技術的能力，」尹醫師說，她查覺到我的迷惘困惑。她的專長領域是在基因突變對於認知的影響，探索兩個醫學研究的新領域：大家所知無幾的基因，以及仍然是未知的腦部。在她的工作領域中，並未專注於新發現，而是去鑽研尚未不明白的地方。「醫學界只有三件事可以真正改進人類的生活品質，」她在我們會談結束時說道。「乾淨的水、接種疫苗，以及抗生素。」基因並不在排名之中。

在一塵不染的診所進行許多會談的記憶，彷彿溫和的病毒般縈繞不去。我並不討厭遺傳學家：他們是最先願意承認所知不多的人，同時也是未來的成功希望。凱特・魯恩將主要的CFC突變基因分離出來，使得診斷更容易，這對於罹患該症的兒童貢獻重大。早期診斷便能及早參與大量的治療，以便減輕該症候群的影響。確認RAS路徑為許多發展遲緩的重要肇因，更不用說，這對於所有智能障礙來說，這是多麼重大的發現。

許多充滿希望的研究鼓舞著我，至少能撐到研究結果一無所獲，我的精神再度受挫為止。舉例來說，在魯恩發表她的研究報告兩年後，鹿特丹的研究者發現欣瓦司他汀（simvastatin），一種常見的降膽固醇藥物，能反轉大鼠神經纖維瘤病所引起的認知缺陷，特別是空間學習缺陷及注意力缺失。（我得知這份研究的原因，是因為保羅．王醫師出乎意料地聯絡上我，他是發展小兒科醫生，替兩歲時的沃克在費城做過評估。這位醫生告訴我，以如何存活在這個世界上來說，沃克比我們大家都厲害許多。）很不幸地，這份在大鼠身上呈現的驚人結果，未能複製到人體。基因研究的斷續過程是一種既定的事實，不至於使人灰心喪志。讓人灰心的是，對於一位將CFC當做基因異常的實驗室遺傳學家來說，該症候群永遠只是一種異常，一種人性文法中、無法改正的拼法錯誤。我明白這種觀點，同時也痛恨它。將沃克視為基因異常，會使我永遠記得有一種叫做基因正常的狀態；相對於每個像沃克的孩子，有幾百萬名基因完好的小孩。在基因實驗室裡，沃克永遠是大自然和進化的有害影響，如此而已。

二〇〇八年秋天，沃克的檢驗報告終於姍姍送回實驗室時，基因測試界已經有了神速的發展。十二月份，聖地牙哥的一家生物科技公司，西克諾（Sequenom Inc.），發表一種新的非侵入性產前基因測試，將在二〇〇九年六月開賣。測試取得許可的程序是在牛津及史丹佛大學研發。

在西克諾發表此成果之前，對於那些有理由擔心自己會生下有缺陷或症候群的懷孕婦女，只有一種醫療選項可運用：她可以提出標準血清篩檢。這種血液檢驗無論在當時或現在，都是出名地不可靠，會得出假性的陽性反應：在一項研究中顯示，一百九十九位受測婦女之中，有一百三十三人的唐氏症檢驗呈陽性反應，但是只有六名生下唐氏症寶寶。當時大約有百分之二的陽性反應婦女進行墮胎；其餘的接受羊膜穿刺術，那是一種較準確但為侵入性的程序，從羊膜囊吸取液體，伴隨著偶發性併發症。

西克諾的新檢驗法從母親的血液中測量胎兒細胞，這是一種非侵入性的血液檢驗，和羊膜穿刺術一樣精準，能在懷孕十周便予施行。目前為止，該檢驗可以判斷性別、篩檢唐氏症，以及其他兩種情況，三染色體13症，（在第十三對染色體上多出的物質，與巴陶氏症〔Patau syndrome〕有關，會造成顎裂、多指、嚴重智能障礙、心臟缺陷，以及隱睪症等問題）和三染色體18症（緊握拳頭、心臟缺陷、出生體重過低、智能障礙、隱睪症、胸骨過短，以及腹壁內的相關肌肉畸形，註1）。該公司計畫增加測試的範圍，以囊括其他的異常，例如囊腫纖維化、地中海型貧血、泰薩二氏症（Tay-Sachs disease家族黑矇性白癡）。這些檢驗全都能使孕婦減少焦慮，除了年紀較大者之外（或者是丈夫年紀較大的婦女），因其胎兒基因異常風險較高。

這項測試絕非盡善盡美：它無法篩檢出像沃克這種極罕見的狀況；他的折磨遠大於大多數唐氏症兒，許多唐氏症患者可以過著正常並有合理生產力的生活。它也測量不出症候群的嚴重程度。即便就相同的CFC患者來說，在能力的程度上仍有相當大的差異。沃克不會說話或溝通，但是克立菲．康哲會，而且他過著十分接近正常的生活。然而如果當時西克諾公司有CFC檢測，會被篩檢出突變的是克立菲，而不是沃克；是能力較強，較能自立的克立菲會成為中止妊娠的候選人。這是基因測試公司在銷售資料上不會強調的微妙之處。

然而，一開始便想避開生下這種孩子，現在可以等到懷孕十周再做決定。（註2）在美國已有百分之八十五到九十的婦女，在獲知懷了唐氏症胎兒之後會中止妊娠。較精確的新型血液檢測無疑會增加其百分比。結果呢？唐氏症已踏上瀕臨絕跡的命運。同時世界上有七萬人有囊性纖維化，還有地中海型貧血患者——非洲撒哈拉以南的三分之一人口有這種基因——可以活到將近五十歲。西克諾公司在其預定的目標中便涵蓋了這兩種疾病。基因檢測是消除不完美，以及隨之而來的極度痛苦。當沃克還是嬰兒的時候，在他尚未在我的心中及記憶裡佔有一席之地時，我每天都會氣憤地希望當時有那種檢測，希望有機會選擇是否生下他，為了他，也為了我們自己。現在我瞭解沃克，我很高興當時沒有這種檢測，我不必面對隨後可能會面臨到的道德上的兩難局面。因為在情況好的時候，沃克是不完美和脆弱依然能帶來美好的明證；他提醒我們，人類能以許多形式呈現；喜悅的菁華來自他身上；像一種持續的輕微觸碰，提醒你關切每天生活中的每個細節，不教它們無聲地溜走。

一項檢測可以免除這一切，不論結果是好是壞。

但是假如能有個更適當的系統來照顧殘障者，假如我們能對他們少些畏懼，假如照顧殘障兒的機會不會摧毀照顧者的人生——假如我們能有這些選擇，我們依然需要檢測嗎？

我讀完報上關於新檢測的報導，起身去洗碗盤，瓊安娜在做Cobb沙拉。「你對這種檢測有什麼看法？」我說。

她過了好久之後才回答。「假如在我懷孕時，有檢測可以看出沃克日後的生活會是如何，我會去墮胎。」

我一句話也沒有說。那天早上，我做了個巧克力蛋糕，因此正試圖將攪拌器上凝固的巧克力刮下來。「我們當時很年輕，沒多久便懷孕了。」她繼續說，「我們大有機會懷上另一個正常的孩子，給海莉一個正常的兄弟姐妹，當我們的女兒有需要時，能夠和她聯手合作的手足。」

「但是如此一來，你就不會有沃克了。」

瓊安娜開始在廚房裡加速走動。她在拖延時間，舉動很明顯。她終於開口：「你不能這樣，在我有了沃克之後，才問我是否會捨棄他？墮掉一個未知的胎兒是一回事，謀殺沃克是另一回事。一個胎兒不會等同沃克。」

「你認為沒有了像沃克這樣的人，這世界會是什麼模樣？沒有像他這樣的孩子，那些有真正障礙的孩子？」這不是一個虛擬的假設，在有了那些精密的產前檢測的情況之下。

「一個只有宇宙統治者的世界會像是斯巴達，不會是個和善的國度，只是個殘酷的所在。」

「因此他教會你某些事。」

「他讓我明白擁有這些是多麼幸運，對我們大部分的人，在絕大多數的時間來說。我們認為自己有多少的困難，但是和他相較之下，其實不然。」

更用力刷洗和切菜。「但是你不該問我，」她說，「我不認為我是個很好的人。」

「你在說什麼？你是個非常棒的人。」

「我無法和他相處，我仍然對我所做的每件事，以及我未做的每件事，有許多複雜的感受。」

畢竟是他的母親，但是卻沒有拯救他，也沒有成為一位全職的殘障兒母親，從不停止研究或是捍衛她殘障的孩子。比起一位在家、但有義務外出工作，成為「正常」社會一份子的婦女，她是否有更多義務要待在家裡，照顧殘障的孩子？我不這麼認為。瓊安娜是一名出色的母親，盡一切該盡的責任，並且做得很棒，但是她深信那樣還不夠。這個世界顯然忽略了她的苦難，但是也未曾讓她相信錯不在自己。許多CFC病童的母親都有相同感受。舉例來說，艾咪·黑斯和茱莉·山塔·克魯茲是如此，她們除了待在家之外，還是我所見過最積極主動的殘障兒母親。但是她們的罪惡感無法消除，在母性的基因種系之中，根深蒂固地攫住她們。瓊安娜是沃克的母親，是她生下那殘缺與痛苦的身軀。她無法去想到他的殘缺，那會喚起她心中的悲傷哀歌，然而卻也無法對他視而不見。她能做到的就是保持冷靜，忙碌著別停下來，繼續付出，但是不要問自己太多問題。這是一種微妙的技巧，就好像穿著高跟鞋要跨過人行道上的鐵柵，只不過這鐵柵架在地獄及永恆的詛咒之上。

再度開口的時候，她說，「我不知道沃克對於這世界的價值為何。我不確定我是否同意他的最終價值是去感動人心，而他必須過著這種該死的甘地式生活，好讓大家對自己的人生感到好過。他的人生價值不該只讓其他人對自己的生活感到更滿意，而是應該要有自己的價值。」

「沒錯，我的意思並不是那樣，」我說。「他可能讓某些人有這種感受，但是不管怎麼說，他的人生也是一種人生。」

「我對於團體之家，或者是他生活的方式沒有意見，」瓊安娜說，現在的語氣更急了。「我對他的人生唯一有疑問的時候，就是在他受苦時。我受不了，那教我無法承受，無法承受的痛苦，還有無法入睡。」

「你知道的，」我接著說，「我們光靠自己是做不來的。」

「在情感上，我依然認為假如我是位適任的母親，他就會繼續住在家裡。」她停頓下來，然後情緒爆發開來，正如我所預料。「我覺得自己不再是他的媽媽了，現在我不再是他要找的人了。」她哭了起來，我不必看就知道。我能感覺到她開始飄走，彷彿這屋子的地板不斷往下墜。

「他去找別人了。」我只能這樣安慰她。

「是的，沒錯，」她在點頭，「就是那樣。只要每天都有人愛他，我不在乎那人是誰。」她現在啜泣著，她那快速又有效率的啜泣。

他是我們生命中的一個空缺，一個洞，永遠都會在那裡。他曾與我們同在，而如今卻不在了。每天面對這傷痛，會使我們成為比較好的人嗎？不會的。我們有選擇嗎？沒有。我們會記得這個傷口嗎？是的。改變了什麼嗎？我不知道。

註1　注意，這些症狀與CFC多所重複，例如克斯提洛症與努南症，但兩者在基因染色體上的缺陷截然不同。每當想到這些相似之處，我總會分心。根據遺傳學家們所提倡的通用模型，每個基因都會導致不同的效應，因此學者們可以將不同的疾病與不同的基因歸類。但是不同的基因會導致相同的結果，像是心臟問題、心智障礙、顏面缺陷等等，一般人無法分辨。為何人類基因中相距遙遠的部份，卻會產生同樣的結果？（而且我看到基因有缺陷的孩子們是多麼地相似，特別是在心智障礙方面，更使我愈來愈驚訝。）很明顯地，基因科學慣常使用的新發現模型（基因A導致某某症狀！）太過於簡單，無法解說基因之間的複雜互動表現。我要說的是：是否由於人類之所來的解釋，乃套用一個過於簡化的模型，因此導致人類也成為了一個過於簡化的模型？

註2　二〇〇九年四月二十九日，西克諾公司宣佈，由於「雇員對於資料和結果的錯誤」，其唐氏症檢測的上市必

須延期，結果導致該公司股價由美金十四．九一九元跌落至四．六九元。五天後，五月四日，該公司股東以「錯置宣佈」向加州地方法院提出告訴。然而，在此領域中，尚有其他公司正在研究類似的測試。

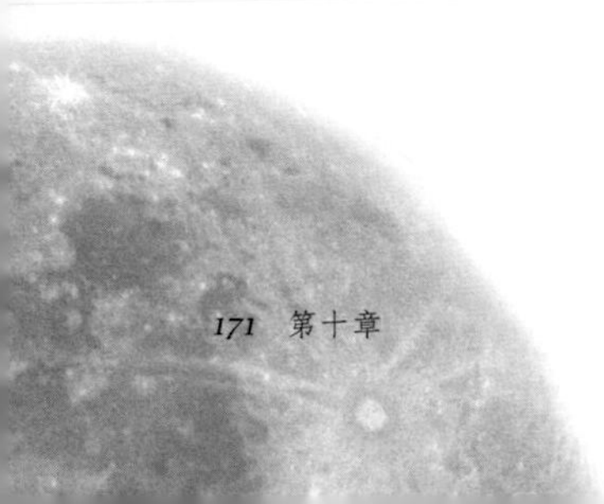

第十一章

只要每天都有人愛他。

誰呢？則是個疑問。就像茉莉和艾迪・山塔・克魯茲猶豫地考慮要送去團體之家這個可怕的念頭；就像布蘭達和克里夫・康哲和布蘭達的繼母爭執，要將布蘭達父親的房子留給克利菲；就像佛格斯和柏妮絲・麥肯看著他們終於買給梅麗莎的大房子，卻不知要上哪兒去找人來陪她住——和這些人一樣，在我想著陪沃克度過每一天時，我更常想到未來，誰會在我們死後照顧沃克？

瓊安娜和我從來沒有要海莉「繼承」沃克的念頭。這是沒有替海莉深思熟慮的作法。我不懷疑她會想要一輩子照顧弟弟，只要看她對他的關懷就可以知道，並且她也不是會逃避責任的人。要說有什麼的話，那就是她太有責任感了，一個認真的人，在應付沃克需求的寂寞陰影之下生活多年，只會讓自己沉溺得更深。（她在十五歲的時候，想去非洲工作，替孤兒蓋房子。）

但是我知道照顧沃克需要付出多少，這需要一個、兩個或三個，甚至是四個人才能充分地照顧他，做好每件該做的事，而大家依然能生氣勃勃地活著，以任何其他方式和生活產生連結。海莉的人生是她自己的；那至少是我們能送她的一份禮物。我拒絕施予她沉重的罪惡感，如同許多殘障兒家庭所用的方式；那是一種不合理的負擔，幾千年來折磨著社會對於殘障的觀感。妻子和我經常討論到再生更多孩子（絕對要再生一個，有時候會要兩個），給海莉和沃克的弟弟或妹妹，保護他免受世人傷害的盟友，同時也消除我們的愧疚感。有些政治派系甚至整個政府利用這種罪惡感，表明家庭是照顧殘障者這類問題唯一真正的解決方案。

但是家人和殘障者一樣，並不團結或始終如一。他們並非聖人。沒有人想幫助他們，而他們有超過一半的時候都無法堅持下去。結論是——這是我的想法——核心家庭不是照顧重度殘障者的模範系統。即使我決定要透過大型原生家庭的方式，為沃克提供一輩子的照顧。我會至少需要六個孩子，一輩子都住在相同的地方，以便妥善地照顧他。在這個負擔過重、人口過多的世界裡，這算是個負責任（就別提實際層面了）的選擇嗎？

我的心思繞著這些想法打轉，彷彿吉普車在地雷區不停繞行一般。

事實是，即使是最完善的照顧，我依舊滿腹疑團。沃克的團體之家在過去和現在都是上上之選。但是萬一它經費不足呢？是否它是沃克所能得到的最佳住處呢？沃克有第二個家，他在那裡能得到我們做不到的照護，但這個事實無法阻止我想要去改善它。（我甚至連提起這件事都很謹慎，因為害怕萬一他所擁有的會被奪走——這是一種特殊的焦慮，糾纏著每位家有殘障兒託付照護的父母。）沃克所住的團體之家是一所完全專業提供生活所需協助的機構。但是如何讓專業機構同時成為團體之家——一個充滿慈悲的所在，人們能永遠寬容，以泰瑞莎修女的定義來說？沃克有個他能得到照顧的家，但那算是個家庭嗎？在我們死後，他受到照顧的地方，是否感覺也會像是他真正的家，住著一大群朋友，以居住在那裡的人所打造的共有精神生活來衡量？

那是我希望能給沃克的家。在卑詩省有一群有遠見的人，名為「殘障人士福利計劃倡導會」（Planned Lifetime Advocacy Initiative），他們在成群的殘障人士之間發展聯絡人和朋友的網絡。這是一種新奇的觀念，十分先進，然而就我所見，它依然需要去爭取我不知要如何到手的經費。

更重要的是，我不得不面對自己的懷疑主義。我發現很難相信會有一個地方能讓我兒子一輩子住下去，還能妥善照顧他。

但是二〇〇八年的春天，在我發表了沃克的故事之後，我收到一封署名為尚・路易・孟恩（Jean-Louis Munn）的來信。他是「方舟」（L'Arche）在加拿大分部的通訊主任。那是一個設立於法國的組織，管理一百三十五個智能障礙社群，從多倫多到科威特。他們不是沃克的選擇，等候名單排到二十年之後，並且只接受成人入住。但是孟恩希望我去蒙特婁和他見面。於是，在該市南邊一個藍領階級的社區凡爾登（Verdun）的一座前身為教堂的大廳裡，我第一次見到我日夜尋找的那種不可思議的社區藍圖。在那裡，我才是奇怪的人。

教堂大廳是「方舟」的凡爾登行政中心。方舟是在一九六四年，由尚・溫立光（Jean Vanier），加拿大的知名外交官喬治・溫立光（Georges Vanier）之子，在法國的一間小屋裡所成立。尚・溫立光畢生研習哲學及天主教神學，目前依然住在托斯里—布魯爾（Trosly-Breuil），大部分的日子裡，他都會在當地和殘障朋友們共進午餐。

那是在法國的情況。在蒙特婁，當我抵達時，教堂大廳的地下室正在舉行一場彌撒。方舟是依天主教的規範所成立（這是我避免讓方舟成為沃克可能選擇的另一個理由，儘管該機構似乎已放寬了它的創辦精神。但是在教堂地下室舉行彌撒，這和我見過的都不一樣，比較像是一場村民大會，在喧鬧的用餐時間於酒吧舉行，帶著諷刺意味地將教堂儀式當作娛樂表演。）

聖壇塞在樓梯和牆角之間，相當於祭衣室的地方，只是以辦公室隔板所分隔出來的空間。一位身穿白色祭衣及彩色圍巾的高大黑人神父，正在一場勉強算是聖體禮的儀式中分送聖體。那場彌撒似乎沒有嚴格的開始或結束。神父輪流以法文和英文述說耶穌和他的信眾們。他偶爾會提問，有人會大聲回答。

「我們為何說耶穌是牧者？」神父問。

「耶穌有群眾跟隨他，就像綿羊一樣，對吧？」這個回答來自於一位三十多歲，站在後半部會眾之間的男子。他身穿黑色曲棍球球衣，背後寫著紅色的「加拿大」字樣，接連說了好幾個和綿羊有關的笑話。

教堂地下室的小角落裡有二十一個人，全部是成年人，大多數都看得出來是殘障人士。我走進去的時候，有三位猛然轉過頭來打量我，兩位伸出手來或握或拉我的手。我不知道他們希望我怎麼做。

「我們還有在哪裡聽過，關於耶穌是牧者？」神父問。

「和耶穌受—受—受洗？」有人結巴地說。

「喔，」神父說。有人鼓掌，然後更多掌聲隨之而來。

一個有兩名吉他手和一名鼓手的樂團開始演奏，伴隨著一陣陣此起彼落的咳嗽和清喉嚨聲，儀式何不乾脆在結核病房裡舉行算了。一位站在我前面，矮個子、駝背、年約六十，嘴巴老是張開著的女士，看著我的領帶，然後開始放聲大叫。另一個人往回走到我的身邊說，「我為你禱告。」我得說我還真需要有人為我這麼做。「你叫什麼名字？」他以法文補上這一句。我們擁護禁令。那位領帶尖叫者從後面伸手抓我的手，她不想放棄。有那麼一下子，我擔心細菌的問題。他們想要交朋友。

在我前面，那位身穿曲棍球球衣的男子（後來我知道他的名字叫瑞奇）伸出手臂攬著理查，一位站在他身邊的年紀較大、頭也較禿的男子。理查身穿黑色毛衣，格子襯衫，繫著一條厚厚的黑色鬆緊帶來綁住眼鏡。瑞奇捏了一下他的夥伴，在他的耳邊說悄悄話。年紀較大的男子嘆了口氣說，「喔，我也喜歡你啊。」

方舟團體裡有七名助理，每兩位居住者可分配到一位。其中一位助理是二十多歲的原住民女子，她把臉往下貼近身旁那位患有唐氏症的男子的臉，然後用手指輕碰他的額頭。每隔一會兒，我的東道主尚·路易·孟恩會認出群眾裡的某個人，輕碰我一下，為我做最新介紹。「二十年前，他剛過來的時候，」他說，以頭示意指向一位身穿綠襯衫的安靜高個兒男子，「他十分緊張，老是握緊拳頭。」現在這名男子似乎只要輕舔一下嘴唇，所有焦慮便消失無蹤。

忽然間，儀式結束。大家開始戴起了帽子，一幕驚人的加拿大帽子大展，各式的棒球帽，有寬帽舌的、有帽簷的、擋泥板似的耳套和面罩，顯得他們的頭部如此微小。

瑞奇挽著理查的手臂向我走來，理查用嘴巴發出放屁的聲響。「這是理查，」瑞奇對我說。「他住在我的『前廳』，我們睡在同一間。」他的意思是住在「方舟」宿舍的同一間房。「方舟」把它的住所稱為前廳，那是法文的「壁爐邊」的意思。

這很像是巴爾札克或雨果小說的場景，到處都有奇特又教人難忘的人物，生平頭一遭讓一群剛認識的智能殘障成年人圍繞著，我忽然發覺自己並不感到緊張。

尚・路易・孟恩帶我穿越蒙特婁南邊的凡爾登街道，此時我的焦慮又浮現了。我們受邀到五所團體之家的其中一所共進晚餐，那是「方舟」專為當地的殘障人士所保留。前天有一場大風雪襲捲本市，夜晚的街道上，四處都是人們在清車道。我不知道我們要到哪兒去，要期待什麼，或是什麼在等待著我。終於在一棟整潔的兩層樓房前停了下來，吉米・戴維森在門口迎接我們，他是一位矮壯紅髮的唐氏症患者，穿著睡衣，有藍色法蘭絨的金剛戰士褲子，以及成套的T恤上衣，還有拖鞋。「我真是太放鬆了吧。」吉米說，然後和我握手。他四十五歲。

牆上有張《最後的晚餐》圖片，那種圖像總是教我心生警惕，還有那公布欄、黃色櫥櫃、植物等——這是一個讓人居住的工作場所。除了這裡的三名助理（照護者在「方舟」稱為助理）和吉米之外，另外有四位居民（如所有「方舟」的殘障人士），和我們一起在松木餐桌旁坐下來共進晚餐的是：馬克，一位中年男子，經常微笑，但是不發一語；西維，一樣也是從來不開口；賈薇嘉，一名六十多歲的女子，負責做飯，記得數字，但是記不清許多人的面孔；還有伊莎貝爾，一位坐輪椅的冷靜年輕女子，有著很明顯的腦性麻痺症狀。伊莎貝爾坐在餐桌尾端。她無法移動手臂或腿，不能改變頭的角度或說話，但是她很注意周遭一切的事，她用眼睛對話，常在會議過程露出和善的笑容。

一種尷尬的感覺在我周圍升起，然而我沒有時間去想這件事，因為坐在我身邊的吉米——我坐在桌首的貴賓席——不斷地向我提出問題，看我喜歡或不喜歡哪些金剛戰士，而我也以源源不絕的問題回敬。我問他在這個團體之家住多久了。

「在這裡住了兩年，」他說。

「你先前住在哪裡？」

吉米記不得。「在，嗯，」他說。然後回答：「和我的兄弟住一起。」他的母親每週都來探望他。他談起她的時候，態度認真了起來。

娜塔莉抵達時，我們正在逐項細談著他的生活：吉米是多倫多楓葉隊球迷，這在蒙特婁也被認為是一種缺陷。娜塔莉是一位三十多歲的高挑女子，有著一副迷死人的笑容，以蒙特婁風格在頸間裹著一條時尚的圍巾。娜塔莉是這個團體之家的頭兒，也就是經理。她剛去看過瑪德蓮，另一位居民，因為摔斷了腿而住院。吉米跳了起來，去幫娜塔莉搬了張椅子。我在那些團體之家經常看到，在一天結束時，回家的人受到何等熱烈的歡迎，這種場景在外界則不常見。「瑪德蓮向大家問好，特別是吉米，」娜塔莉以法文說。伊莎貝爾，那位坐輪椅的年輕女子，咧嘴而笑。

「壞女孩，達菲，」吉米說，然後對我做了一番解釋，「那是達菲鴨的名字。」

我們握住彼此的手做餐前禱告，隨後狼吞虎嚥地吃起美味的馬賽魚湯，而有些居民則有自己特別的餐點。

還有其他三位客人：亞倫，法國來的心理學家，會在這裡工作幾個月；凱蒂，來自巴勒斯坦的助理；以及瑟谷蓮，來自法國的修女，她一面考慮未來，一面在此工作。

「這是我服務的第一個團體之家，」娜塔莉說。「我的第一個家庭。」她一開始是公立學校的教師，但是在「方舟」工作改變了她。從那時起到現在，一共待了十一年。「這是我第一次為殘障人士服務，也是我第一次能自在地和自己相處，」她說。我很訝異聽到她這麼說：她是一位魅力十足又外向的女子，善於表達又有自信。「我很害羞，但是和他們在一起時，我成為領袖。我能輕鬆自如地和他人來往。」她感受到她的工作具有某種宗教意義，帶來一個機會，「在我的生命中認識上帝，以及他人生命中的上帝，並且能夠清楚地指出來。」但是宗教是個人的事，她不會強加到他人身上。「對我而言，最大的挑戰是和非殘障人士相處，」她說。「要我接受他們是一件更困難的事。要接受伊莎貝爾卻很容易。在我看來，如果伊莎貝爾、吉米或是瑪德蓮做出奇怪的事，我心裡會想，哎，那是因為他們有殘障。但是當沒有殘疾的人行事怪異，我卻不能把這種藉口用在他們身上。」

「有人會做出奇怪的事？你是說這傢伙嗎？」尚・路易說，一邊對吉米點頭示意。

「有時候是，有時則否。我只是開玩笑。你知道嗎，吉米，尚・路易認識依莎貝爾的母親。」

「依莎貝爾不知道這件事，」吉米回答。

「沒錯，但是你知道。」

「對。」

「嗯，」娜塔莉說。

在長桌另一頭的伊莎貝爾，像顆善良的星子，靜靜地觀看著。她只有兩種溝通方式：眼睛往上翻，表示是的意思，往下則否；有時候她會故意做相反動作，跟別人開個玩笑。這是她能開的少數幾個玩笑之一，但是她辦到了。她被固定在輪椅上，猶如鱗翅類昆蟲學家的標本，但是和蝴蝶一樣，她永遠是那麼優雅。那位來訪的修女瑟谷蓮告訴我，在照顧伊莎貝爾之後，看護她、幫她穿衣、洗澡、陪伴她等，才瞭解到自己有多愛她。瑟谷蓮是一位意志堅定、深色頭髮的三十出頭女子，她是巴黎耶路撒冷修會的姐妹。在「方舟」照顧伊莎貝爾的工作，使她猶豫該不該回去她的修女會，並思考要如何善用這一生。「有時當我看著伊莎貝爾，」她說，「我想去照顧她，愛她，我想為依莎貝爾這麼做，因為這麼做和我原本的願望幾乎是完全相反。但是我的信仰說我應該為了耶穌這麼做。而我不想在耶穌的意象之下去愛伊莎貝爾。」伊莎貝爾撼動了瑟谷娜的信仰，以及她對重要性的看法。瑟谷娜為了一個不會說話也不能動的女子，離開教會的安全界限，走進了外面的世界。

「我第一次認識殘障人士，」她繼續說，「是在一家精神病院，他是很纖弱的一個人。這件事喚醒了我內心的某種溫柔，我大感意外，因為我的這種感覺竟透過對方流瀉而出。而我領會到這份無邊際的溫柔，是來自於比我更偉大的某處。這就是我在此留下的原因，為了那一刻，那一份溫柔。伊莎貝爾需要這個。這也是她會待在這裡的緣故。她也讓我明白，我們這些有選擇的人和那些無法選擇的人，兩者之間的差異。我認為她已經是個聖人了。伊莎貝爾教我們接受自我，因為她也只是單純地當自己，而她表現得棒極了。」

身為報社記者，我絕大部分時間都花在和那些引起我關切的人對談。有時候，這種關切會得到合理的解釋；在那樣的時刻裡，我們的對話浮現出一種沉靜的氛圍，讓我哪兒都不想去，只想留在當下，在和我交談的人身旁。凡爾登團體之家的神奇之處就在於，每個夜晚，那種沉靜的氛圍都會一再降臨。我有好長一段時間都不願意離去。

但是我們最後不得不離開，尚・路易和我道別。凡爾登再度雪花紛飛，飄落在白天鏟過雪的街道上。我忘不了瑟谷娜所說的話。我不斷在想，沃克是否會成為某人的伊莎貝爾呢？他會是我的伊莎貝爾嗎？沃克就是最真實的自己，他別無選擇。如果我讓那孩子做他自己，放棄那個我希望他成就的形象——也許我也能做得到。

雪夜裡，思緒紛飛。

六週後，在巴黎東北九十哩處的小村莊庫斯拉蒙（Cuise-la-Motte），我見到一個沃克可能擁有的更明確的未來。

庫斯拉蒙是分別設有「方舟」社區的四個村莊之一，在皮喀第形成一個緊密環扣，包括皮耶方（Pierrefonds）、托斯里—布魯爾（Trosly-Breuil）、康皮恩（Compiègne），其中康皮恩和其他三處比較，面積大得足夠開辦一所大學。一座三萬六千英畝的森林座落於其中，是法國最出名的禁獵區之一，曾經隸屬國王名下。聖女貞德在一四三〇年於康皮恩被捕之前，便是藏身於此。一九一八年十一月十一日，馬歇爾費迪南元帥代表協約國，就在這座森林與德軍簽下停戰停定；二十年後，也是在此地，希特勒逼迫法軍正式向納粹投降。該區有兩座大城堡，其中的一座據說就是迪士尼《睡美人》中的城堡靈感來源。但是沒有任何旅遊牌匾提及「方舟」社區，儘管住在裡頭的人就像一般人一樣地走在街上。

程度最嚴重的殘障居民，在智能和肢體兩方面都有狀況，他們住在托斯里─布魯爾一家叫做「森林之家」（La Forestiere）的殘障照護中心。我心中屬意的地方，拉瑟蒙斯（La Semence），法文的「種子」，是安置大多不會說話但還算是有行動能力的人。有意識，並且有能力表達，但無法獨自行動。沃克很適合這裡，他剛好符合最低要求。我住在客房，是這個四人房裡唯一的住客。窗外那株木蘭花正在開花期，迷迭香和薰衣草開得正盛，當時是四月份。

那天早上我搭機飛抵巴黎，在午餐之前抵達庫斯拉蒙。我的計畫是停留幾天，查看「方舟」的運作情形，和尚．溫立光談談。他是全世界在殘障議題上最重要的思想家，我想知道他認為要如何才能為沃克打造令人滿意又適當的生活。我讀過幾本溫立光寫的書，認為這些書寫得真好。溫立光相信，假如可以找到能提供足夠協助的地方，殘障者應該要有自己的住處，他們通常會想要離開父母和家人，去過自己的生活。我認為我能支持這種作法。他同時堅持殘障者能教給健全者的東西，比健全者能教會殘障者的還要多。假如溫立光說得沒錯，我就不必為了讓沃克在某種程度上獨立生活這件事感到難受。就某方面來說，我是去那裡找出我是否讓兒子失望的答案。我打開行李，坐在房裡的小廚房餐桌旁，細看我打算在當天下午詢問溫立光的問題。我準備了一兩頁的筆記，這時門口響起敲門聲。我打開門，外面是一位穿紅毛衣的大鬍子男人。他問我要不要一些水，我說好，請他進來，並且邀他在餐桌旁坐下。

他六十四歲，但是看像五十歲，叫做蓋瑞．韋伯（Gary Webb）。他在來此之前，住在色芒司（Semance）。韋伯是「方舟」特別計畫的主任，他剛結束帶領十五名「方舟」居民到葡萄牙旅行回來。他在溫哥華長大，但是十八歲離開了家。「那裡的文化不適合我，」他就事論事地說。我問他是怎麼來到「方舟」工作的，但是問題不成立，因為他拒絕將自己所做的事歸類為工作。「這是生活，是體驗。工作只是其中的一部分。每個來這裡的人都被這過程轉化了。建立關係是我們的首要之務，而我們單純地以做自己的方式來告訴人家這個理念。」這一切都十分有趣、自由、生氣勃勃，並且令我感到極度緊張。但那經常是和「方舟」的人對話的開始。他們似乎不像我們其他人，受到自我意識折磨之苦：不論是否殘障，他們會立刻和不管在何時見面的任何人建立起關係。我發現他們的熱忱令人感到驚恐。他們是否興奮過頭？他們這麼做是出自好心嗎？他們究竟是想要做什麼！我很佩服他們的坦承，但是身為都市人的我無意仿傚。我感激他們的慷慨，但是我這個二十世紀的資本主義者卻懷疑其真誠。假如沃克真的住在這種地方，他會被真誠關心他的人所圍繞，或者是因為對這份信念的狂熱而關心他？我不希望是後者。

韋伯是受過訓練的耶穌會會士，他請假去重新思考人生方向時，花了七年時間待在一間特拉普會修道院。他有許多選擇。他在大學研讀哲學、理論學和心理學，父母都是藝術家，而他自己是兼職雕塑家，有時候也是演員。他對於未來的新道路有極嚴苛的要求。它必須在一個新社群展開，是責任重大的工作，為窮人服務，具有非排他性，不能將人生的其他部分排除在外（他不想再到修道院離群索居了），必須是長期奉獻，具有整體性，最重要的是，它必須是在一個尊重個人精神的社群裡進行。他首次造訪「方舟」時，「我要求住三天，但是又開口要求續住三週，接著是三個月，然後是一年。」

我正要問他，在「方舟」的日子是否變得無趣，但是韋伯解釋他只是過來打聲招呼，接著要前往托斯里—布魯爾附近的村莊，去尚．溫立光的家拜訪，他們每兩周碰面一次。

「你們都談些什麼？」

「談我們，」韋伯說。

「不是關於『方舟』的事？」

「天哪，才不是。是關於我們，我的事。當我面對這個世界，為何還會——以比喻性說法來說——嚇得拉了一褲子，他又為什麼一天到晚像個無頭蒼蠅一樣跑東跑西。」

當他起身離去，我坦承想到要和無法說話的人交談時，心裡有些緊張。韋伯嗤笑了出來，搖搖頭。「我想『方舟』的核心人物是教師們，」他說。「你若是和他們溝通，應該不成問題。午餐是十二點半。」然後他便走了。

一小時之後，在用餐室，我和要同住三天的那群人見面。

傑拉德五十多歲。他算得上是有說話能力，但是說話的同時會發出嘶嘶聲。他喜歡說故事，並且大家都知道他會進城去喝杯啤酒。羅倫特（同時也被稱為羅倫佐，因為他出生於義大利）打扮得整潔又體面，吃飯時會發出輕微的嗚咽聲，他喜歡走進房間裡，一動也不動地站上好一段時間。來自法國南部的莉迪亞是羅倫特的助理，她說，「羅倫特喜歡火車，他有關於火車的各類書籍。」

「火車，」羅倫特以法文說，那是我聽他說過的唯一一個字。

「是啊，」莉迪亞回答。

有幾位居民繫著圍兜樣式的大領巾，準備吃午餐。法蘭欣坐輪椅，因為腦性麻痺的緣故，她從沒開口說過話，但是她會發出聲音，而且對週遭事物很感興趣。另一位居民尚・克勞德，可以自己推輪椅行動，喜歡喝干邑白蘭地，能聽見別人說的話，但是無法回答，並且總是隨身攜帶著他最愛的東西，一隻浣熊填充玩具。他跟我一樣年紀。莎賓娜顯然罹患重度的唐氏症，一天到晚都安靜地坐在她的輪椅上。最吸引我注意的是一位矮小、駝背又警覺的男子，名叫傑傑。他四十六歲，讓我想起沃克。那種相似度教我震撼不已：我能看出傑傑無休止的好奇心，以及他永久的孤獨。他從不說話，但是會偏著頭，密切並羞赧地觀察週遭發生的事。歌聲會讓他露出微笑。他用嘴巴發出啪啪聲，走起路來彎腰駝背，身體往前傾。他有種嗜好，就是盯著自己的雙手看，彷彿那是屬於別人的手，就像沃克那樣。

在「方舟」，沒人高談大融合，傳統的團體之家工作人員有時候會如此論及殘障者：這個社區是為了殘障者設立，它並不妄想這群居民有朝一日會成為「正常」社會的一份子。像我這種人在這裡屬於外來者。這裡有一種常規，一種結構，由個人組成的社區，他們生命的重要性在於其本質，而不是外加的價值。餐桌擺設好了，飯前禱告也說了。紅色皮革的藥夾小心地擺放在每位居民的餐具前方，旁邊是需要服用的消化藥粉，每個水杯旁都有陳列整齊的小型藥房。有些居民可以自己進食，但是有些人同樣需要有人拿湯匙把食物餵進嘴裡。吃飯的時候，助理們和他們的被照顧者說話，被照顧者發出咕噥、大笑、呻吟或吱吱聲來回答。傑拉德是餐桌上唯一能發出外人認為是對話的話語，但是這並不妨礙大家加入。那是一種說話形式，但是你得由它引導。

午餐過後，在「方舟」工作室製作小飾物和珠寶的居民回去繼續幹活，其他人則是出去散步。這是一個殘障者社區，無庸置疑。但是因為殘障者受到尊重，並且尊重自己，兩者之間是相等的，所以都不曾帶給人特殊安排的感受。這是他們的世界，不是我們的；這些是他們的標準，不是我們的。生活的步調慢了些，生活本身更單純；這裡有遲緩和問題存在，但是沒人把這些看得太認真。這是一個令人愉快的地方，並且傳遞出生活本該如此的訊息。

我造訪方舟之後兩個月，在多倫多的一場派對中，一位朋友嘲笑尚．溫立光的聖潔行為。「這真是教人難以置信，像他這樣有才智和機會的人會想和那些人住在一起。」我的朋友說。「也許他只是想要確認，他是那群人之中最聰明的一個。」他隨即承認那是個糟糕的笑話，不過即使溫立光聽到也會笑出來。

但是這笑話中別有涵義。溫立光有著令人印象深刻的名聲，這是他為此成就而奉獻一生的結果。他成立了「方舟」，他是諾貝爾和平獎的長期候選人，寫過數十本手冊和書籍，包括國際暢銷書：《生而為人》（*Becoming Human*）。

但是溫立光本人一點威嚴都沒有。他的家，那個他沒有為了方舟而旅行世界各地時所居住的地方，是一棟位於托斯里—布魯爾主街後面的小石屋。屋子裡，在簡樸的廚房邊上那間狹窄擁擠的書房裡，我看到一位高個頭、羞澀、謙遜、身穿淺藍色毛衣的白髮男子。

尚．溫立光在一九二九年九月十日，出生於瑞士日內瓦。他的父親喬治．菲利斯．溫立光，一位加拿大陸軍退役的將軍，當時正為一項外交任務而被派駐當地。溫立光在英格蘭就學，但是自從二次大戰開打後，和許多其他的英格蘭孩童一樣，為了安全理由，他和兄弟一同移居加拿大。

一九四一年後期，他向父親提出會面的要求。當時他父親是加拿大第十九位總督，因此他必須先做預約。尚想藉由就讀英格蘭的皇家海軍學院，而加入英國海軍。他得橫越大西洋的危險水域，這使得他母親極力反對。但是他父親持有不同的看法。「假如這是你真正想做的事，」喬治．溫立光對他的兒子說，「那麼去吧，我相信你。」溫立光日後將這對話視為人生中影響重大的時刻。

他的年紀太輕，無法親身體驗真實戰役，然而他親眼目睹了巴黎的解放，並且在接下來幾年中，協助在達豪及其他各地集中營倖存者的遣返過程。到了一九五〇年，他被派駐到加拿大最大的航空母艦。

在海上，溫立光開始懷疑他是否真心想要待在海軍。起初他開始禱告。後來他在《任何人都是一部神聖的歷史》（Toute personne est une histoire sacrée）寫下他受到精神召喚加入軍隊的過程，並且開始感受到「以不同方式為和平及自由努力的召喚」。他誦念起日課經文，要比守夜更專心。他感覺自己受到上帝召喚，於是數年後便辭去海軍軍官職務，到巴黎天主教學院進修哲學和神學，同時也加入「激流」（L'eau Vive），那是一個小的學生社團，在法國道明會士神父湯瑪士・菲利浦的主持之下，致力於祈禱和形而上學。溫立光加入不久後，湯瑪士神父便病倒了。溫立光應邀接手管理社團，如此便負責了六年。

「我算是四處遊走，」那天下午喝茶的時候，溫立光對我說。「我當過海軍軍官，離開了海軍，來到巴黎附近的一個社區。我在尋覓，不太確定自己要做什麼。後來我收到一封來自多倫多聖麥可學院的信：你願意過來教學嗎？那可就有趣了。」到了一九六三年，溫立光三十四歲，他在多倫多大學答辯博士論文《快樂：亞里斯多德學派道德規範的原則和目標》，並成為一位對友誼倫理方面有著學術興趣的熱門講師。「但是我明白教學不是我的理想，我心裡有種聲音，想要投入人群之中，而不是思想。」他花很多時間造訪社會邊緣地帶——特別是渥太華附近的監獄，他被帶去和囚犯、警衛、典獄長，以及內部的心理學家等一同禱告。一段時間之後，沒人分辨得出(在禱告會期間)誰是囚犯，誰是警衛，他後來寫道。這是他首次體驗無階級的生活，也成了日後「方舟」發展的雛形；居民和助理同住，不分高低。他在外交禮儀保護下的社區成長，並經歷軍校洗禮，無階級的社會令他大開眼界。

一九六三年的夏天，多倫多的學校學期結束，溫立光去拜訪他的精神導師，湯瑪士神父。湯瑪士從教職退休後，與梵蒂岡意見相左，於是到位於托斯里—布魯爾的一個小村莊中，一家專為身心障礙人士設立的機構，芙勒里山谷（Le Val Fleuri）的小教堂服侍。「我有點害怕，」溫立光談到他的首次造訪，因為「你要如何與不會說話，或者是連話都說不清楚的人分享？」

但是他和托斯里那些智能障礙者碰面時，卻完全沒有恐懼。「深深打動我的是，每個人都用某種方式問：『你愛我嗎？你會當我的朋友嗎？』我發現他們和我的大學學生是如此不同。我的學生想要吸取我的全部學識，然後離開，去找工作、賺錢、成家，但是這裡不一樣，他們吶喊『你要做我的朋友嗎？』觸動我的內心。我想我在尋找一個能全心奉獻的地方。」

「那是馬丁．路德．金的年代，」溫立光解釋道。他想要解放受壓迫的群眾。「我對殘障人士的印象是，他們是全世界最受壓迫的人。成立『方舟』的初衷原有解放的用意，想要解放他們。」

一切似乎是理所當然。有一段時期，光是在加拿大安大略省就有二十家殘障機構；在法國的情況也不惶多讓。「我參觀過一些機構，裡面收容了上千位的殘障者，擁擠不堪。我心想：這樣有什麼意義呢？我的想法很單純，就是為何不找棟房子？何不歡迎兩人入住？然後看情況會如何發展？就某種程度來說，我是有點天真。我想我喜歡冒險，假如你將天真和冒險加在一塊兒，就會創立『方舟』了。（註1）」

托斯里—布魯爾市中心有棟房屋出售，溫立光買下了它。那是一棟很早期的房子，沒有室內廁所。一九六四年八月六日，他和三位殘障人士搬了進去（其中一位不久便展露出超出原有的殘障能力，於是就搬出去）。留下來的其他兩位，拉斐爾和菲利浦，都不會說話。溫立光的唯一助手是一輛不可靠的雷諾汽車，他和夥伴們會開車在鄉間漫遊。

「一旦開始投入之後，我就變回了小孩子。我會大笑，過得很開心。我們會坐在桌邊打打鬧鬧。在那之前，我一直是個很嚴肅的人。身為海軍軍官，你自然會相當嚴肅。你知道如何指揮別人。然後我開始教書，我也是相當嚴謹：你必須給人一種印象，那就是你的教學內容言是之有物的。

「但是這裡完全不同，你可以閑晃度日。因為樂趣是人們用來和殘障者溝通的語言，不過你應該在沃克身上就看到這點了。不必太認真，歡慶人生，好好享樂。」於是一種發自內心的三方接納儀式便產生了：溫立光接納那兩位殘障的新朋友，他們接納了溫立光，以及最重要的，溫立光接納了自己這個全新的、不那麼野心勃勃的、反主流文化的角色。

他將這個團體之家命名為「方舟」，也就是法文的諾亞方舟之意。出乎他的意料之外，這個團體之家在接下來幾年不斷吸引了大眾注意，日後的捐款及政府資金也協助其擴張。

起初尚仍抱持著幫助窮人的傳統心態做事，尚．路易．孟恩在我們見面時這麼說。然後情況反轉了：他領悟到自己才是受益者。在此之後，尚希望能為無法發聲的人代言。他很快便發現，和拉斐爾及菲利浦一起度過的簡單生活，令人感到無比滿足。受到瓦拉耶及口耳相傳的號召，世界各地的年輕人來到「方舟」服務一到數年不等（尚．路易．孟恩及蓋瑞．韋伯便是其中兩位，許多人在三十年後的今天仍為該機構服務）。到了一九七一年，「方舟」發展為國際性組織，入住的需求應接不暇，特別是來自那些無力照顧成年殘障子女的父母。「方舟」無法為他們建造足夠的住所及社區，但是在那一年，溫立光在一位同事，瑪莉．海倫．馬修（Marie-Hélène Mathieu）的協助之下，創辦「信仰與光明」（Faith and Light），那是為無法入住「方舟」的人所提供的延伸支援網絡，目前有將近一千五百個「信仰與光明」服務網，遍佈七十八個國家，以滿足殘障者家長及殘障者本身的需求。溫立光起初對於這種發展感到不放心。「我一開始的關切焦點不在父母身上，我花了好長的時間才真正開始聆聽他們的心聲，」他坐在書房裡，一面說，一面將身體向後仰。「因為我們最初接納的大多數殘障者，他們的父母要不是過世了，不然就是小時候便拋棄了他們。因此在我心裡，對於那些父母總是略感不快。」我明白那種感受：對於讓沃克住到別的地方這件事，我心裡對自己也感到過不去，不管實際情況有多麼需要。但是當溫立光遇見那些沒有拋棄孩子的父母，然而卻無力繼續照顧下去，他的嚴苛觀點開始變得溫和。那些殘障兒父母在掙扎度日之際所承受的龐大痛苦和愧疚，越來越撼動了他的心。

愧疚啊，那種愧疚感。其實殘障兒的父母是受苦最深的一群人，因為有許多父母都感到愧疚。他們自問那個可怕的問題：這種事為何發生在我身上？你會在聖約翰騎士團裡讀到，當耶穌和他的門徒遇見一位生來便眼盲的人。他們立刻產生疑問：為什麼？這是誰的錯？他是否犯了罪行，或者是他的父母有罪？你為何會生下這種孩子，為什麼其他人不會生出這種小孩？這類問題讓你百思不解。我們可以花很多時間發問錯誤的問題，但正確的問題應該是：我要如何幫助我的兒子生活得更快樂？錯誤的問題是，這是不是我的錯？

「但是社會的指責依然普遍存在，」我說。「人們不願想起有殘障者的存在，何以如此？」

「我認為大家害怕看見身有殘疾的人，」溫立光回答。「那景象彷彿是在對他們說，有一天，你可能會出意外，然後變成了殘障。你知道的，我們害怕死亡。而殘障是死亡的一種徵兆。」他說起一個故事，關於第一位在托斯里的「方舟之家」過世，名叫馮斯華的助理。當這個消息在居民之間傳開來，其中兩位決定要見馮斯華一面。另一位助理帶他們進入探視室，馮斯華的遺體就躺在開放的棺木裡。其中一位，尚．路易，詢問助理他是否能向馮斯華吻別。助理說當然了。所以尚．路易親吻了死去的馮斯華。「喔，討厭，」他說。「他冷冰冰的。」然後就離開了。在尚．路易走出去的當下，助理聽見他說，「大家一定會大吃一驚，我親了死人一下。」

溫立光停了下來，看著我，然後聳聳肩。他說，「這是怎麼回事呢？」讓我感到寬慰的是，我不必去找答案，溫立光會替我解答。他說，「我相信他親吻的是自己的殘疾。藉由接受某人殘障的事實，也算是接受了自己的死亡。」

我忽然間發現自己向溫立光說起了沃克洗澡的故事：當我感到心情煩悶，什麼也幫不上忙的時候，替沃克洗澡會讓我好過一些，因為洗澡讓他感覺好過一點。

「你明白了嗎，」溫立光說。「你是在為自身的殘疾洗澡。」

「這是我以前從未想過的觀點，」我的確這麼認為。

「是什麼讓你對他人敞開心房？」溫立光問。

我盯著他看，沒有答案。

「一個脆弱的人，」溫立光說。「一個說我需要你的人。」假如他的需求過大，無法被滿足，如同殘障兒父母照顧重度殘障孩子的情況一般，結果便會出現愧疚和災難。但如果家長住的是一個村莊，那裡的年輕人會走過來坐在沃克身邊，帶他去散步等等，生活便會完全不同。孤立無援的話，則與死亡無異。

「我是說，這真是瘋狂。我們都知道人難免一死。有些人只活到十歲，有些人活到八十五歲。我們出生時很脆弱，然後我們長大，我們既強壯又脆弱，接下來走入衰退的階段。生命過程的大哉問是如何整合力量與衰弱。你談到和沃克之間的脆弱易感。你身上發生了某些事，沒有你這種經歷的人無法完全瞭解。你變得能夠接受自己的脆弱，因為你能說出：『我不知道該如何是好。』」

「我們生活在一個必須時時清楚該怎麼做的社會，但是假如我們改從自己的脆弱處出發，那會是什麼情況？我們對別人說，我需要你的幫助，然後你會打造出一個社區，這就是在這裡所發生的事。」

我們談了一個半小時，到了下午時分，外面的陽光金黃地閃耀著。「除非我們從一個競爭的社會轉移到一個歡迎大家回到村落的社會，」溫立光說，「否則我們永遠無法掙脫對於力量的執著。在某種程度上來說，這就是『方舟』的宗旨：這是一個我們認識彼此的村落。我們歡慶生命，我們所做的正是如此，在弱者之中歡慶。當你強而有力，你是用威士忌慶祝。」

溫立光停了下來，雙手往後交叉撐著頭。「一九六〇年，法國的大問題是，我們要的是怎樣的社會？是毛澤東的社會嗎？還是俄國的社會？是一種稍有不同的共產主義嗎？現在，沒人會問我們要怎樣的社會。他們只問一個問題：我要如何在這個社會中出人頭地？每個人都要靠自己，盡你的能力，賺最多的錢。因此我們有的是哪種視野？在「方舟」，我們希望能成為一種象徵，象徵有可能擁有另一種視野。當然這麼做的不只有我們，還有許多小社區散佈各地。」

一個殘障者的社區，成為世界如何能更有效率地共存之模範；我必須說，這對我來說是個全新的想法，十分吸引人。它同樣也給我無望又不切實際的感覺，那種在靜止狀態很美妙的想法，理想主義者會愛上它，包括溫立光在內。

於是我說，「我認為那是個美好的想法，但是這個世界並非如此運作，人們不依照這種方法行事。盧安達大屠殺死了八十萬人之後，我們才採取行動去阻止。我們似乎無法去預防顯而易見的悲劇，更別提那些微不足道的個案。因此我要如何說服世人，將沃克視為正常人看待，不僅是一位殘障者，因為他原本就是，而把他視為是一個人，擁有某種天份，只不過並非我們預期的天份？」我要說的是，我希望世人看待沃克時，不光是把他看作一個沒有一般特質的男孩，而是擁有不尋常特質的男孩，但是這種可能性太勉強。「事實是，」我說，「這世界並非那樣的地方。」

「馬丁·路德·金有份十分動人的演講稿，」溫立光毫不猶豫地說。「有人對他說，有些人永遠鄙視別人，並且想要除掉他們，情況會永遠如此嗎？。他說是的，直到有一天我們認清、接受，並且喜愛我們之中那些可鄙的事。可鄙的是什麼呢？就是人終有一死。我們無法完全掌控生命，那是生命結構的一部分。但是我們需要去發掘人生其他的目的，也就是團結友愛。要設法阻止這樣的需求，才能活出生命的真諦。只有到了那個時候，我們才能打造一個世界，不論在盧安達或其他地方，都不再有類似的事情發生。」

不久後我便向溫立光告辭。這天的工作結束，他準備隨即啟程去肯亞。我離開托斯里那棟石造小屋，沿著街道往下走，轉進一條小巷後，穿越了一片田野。我不清楚我是被說服了，還是被吸引住。溫立光的想法很吸引人：他寫的書有兩本是暢銷書，還有好幾本被翻譯成將近三十種語言。他獲頒法國軍團勳章，並獲贈加拿大最高榮譽勳章。他有些創新的想法：弱即是強，和平不再存在於對差異性的包容，而是經由一種對於彼此弱點的妥協。我心想這種規矩在中東會有何反應，比方說以色列承認它對真主黨感到恐懼和軟弱，去要求巴勒斯坦人的幫助，而非立誓殲滅對以色列安全的任何威脅。在溫立光的世界裡，沃克不是脆弱的一環，而是格外強悍的部分。

是這樣的，我想要相信它，我很清楚我那奇怪的孩子可以教大家認清自己，至於這種情況究竟會不會成真，那又是另一回事了。

註1 對於有過與殘障者能量交流經驗的人，這個數量之多，我總是有著驚嘆。例如，不久以前，在一個聖誕冬至宴會上，我站在起司拼盤旁邊遇見公眾智庫作家約翰．瑞司頓．索（John Ralston Saul）和他的夫人，前加拿大總督安佐妮．克拉克生（Andrienne Clarkson）。由於我剛聽聞約翰寫了一些關於殘障者的文章，於是問他為何開始關注此議題。約翰向來以令人害怕的形象著稱。他說，他有個殘障的聰明兄弟，「他是對我影響最深的人，」他一邊伸手拿Havarti起司，一邊告訴我。

「為什麼？」我問。但他沒有回答，只是看著我、思考。一旁的安佐妮代答。「因為約翰和其他兄弟們總是想和他溝通，他們想把他當成一份子，但總是做不到，所以會一再嘗試想要瞭解他。約翰的一切生活都是從這個原點出發的。」同樣的原因不見得會有同樣的結果，劇作家亞瑟．米勒（Arthur Miller）拒絕承認自己兒子是唐氏症，甚至否認有這樣一個兒子存在。一些評論家認為這是米勒劇作生涯至此開始衰退的原因。

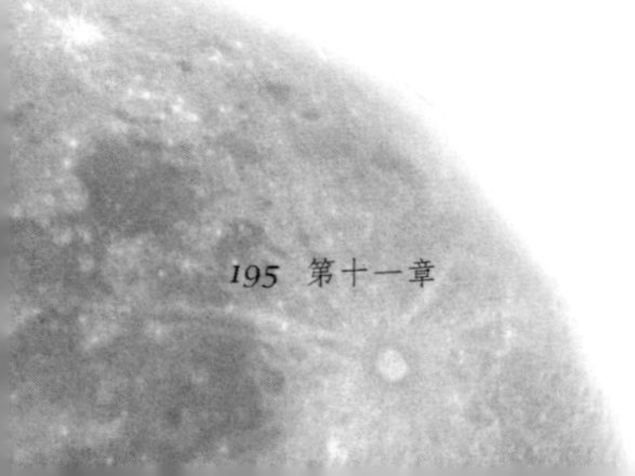

第十二章

晚餐前，沃克忽然出現在我的房間裡。他老是以久未謀面、忽然想起的老友之姿，打開我的回憶之門，在我的心頭出現。我想，隔著千萬哩的大海那一邊，此時他的正在做什麼？

他的第十二個聖誕節，我買了個「魔術球」給他，廣告上說是「明日裝飾之燈」，看起來像水晶球，會對觸摸、聲音或音樂產生反應。把球插上電源觸摸，裡頭會出現光束環射，球面呈現厚重且幾乎融化的白色，與球中心所發射出的粉紅及紫色光線交錯。我知道沃克一定會喜歡，結果不出所料。我的目地是希望他能對那個從聖誕樹上扯下來後，攢在手心整整兩天的紅綠雙色金屬鱗片的魚形裝飾失去興趣。

海莉終於將他的注意力引到魔術球上，他把玩了兩個小時不放手（我開始擔心那會引起癲癇發作）。他倚著手臂套，直接伸手去抓球，有足足五分鐘固定不動。他慎重其事地觸摸那些閃動的光線，彷彿是個小宙斯，想要以一道濃密的光線，將腳下的地球劈成兩半。

那個聖誕節，瓊安娜採取另一個策略，挑選了一大堆的小玩意兒：一個裝滿閃亮液體的球，一個圓形的條紋木製陀螺（他哪天可能會拿在手裡連續轉上幾小時）。最後一個禮物實在很奇怪，由毛氈製成、六吋長的一個橘色三角形，一端繫個綠色小絨球，四根藍綠色的梗從底部向外伸展支撐。一張冷靜、沒有笑容、抽象的臉縫合在一個較小的綠色三角形上，然後再縫到一個較大的橘色布塊上。這一整個奇怪的玩意兒顯然是個大型鑰匙圈，看起來像是胡蘿蔔、梳子和外星人的組合。

「這是什麼？」我說。她一進門就從袋子裡拿出來給我看。

「不知道，我一點概念也沒有，我跟櫃檯後面的人說，我不知道自己為什麼要買這個，」他說，「每個人都這樣說。」「真的嗎，」我說，「這東西賣得很好嗎？」「一天到晚都有人買！」他說。她對那個玩意兒很滿意。

這個很吸引人，但實在夠怪的了。我把東西拿在手上翻來翻去地看。

「我想就是因為這樣，製造這東西的人才認為這東西有賣點。」她說。然後她的臉上換了種表情，有一刻完全放空，我再熟悉不過的表情。「我想我會買是因為它讓我想起了沃克，很吸引人，但是讓人摸不清。」

晚餐是拉瑟蒙斯的重頭戲。我的法文早就忘得差不多了，但是在那間屋子裡，這一點也不重要。我只不過是另一位半聾半啞人，無法適切地表達自己，讓別人了解我。

拉瑟蒙斯的每個人都很認真看待晚餐，餐桌上擺設著花朵。法國籍的助理慎重地處理食物：燉肉、湯和沙拉都盛放在精心擺設的盤裡送上來，並且全部美味無比。餐間同時也供葡萄酒，假如服用的藥物許可的話，連居民也能喝。常常會有客人一起加入用餐（就像我），而且會受到熱誠歡迎和祝賀。晚餐通常以儀式開始，我們握手頌唱餐前禱告，其中握住他人的手的動作，是一個令人感到侷促又漫長的時刻。我覺得握住陌生人的手感覺很奇怪，卻又為了自己的感覺而感到荒謬。還有那一雙雙的手！無論是僵硬、蜷縮彎曲、乾燥、濕潤、柔若無骨、掌心深陷、或是像扇貝一樣肥厚，都一樣緊握不放。在那裡沒有所謂的自我意識，每隻手都自成一個世界。

傑傑的手緊握成拳頭，我得用力將右手指伸進他攢握的左掌心裡。尚．克勞德把手張開，笑著接住我的手，然後握起來，但是他那種鬆垮的握法讓人難以應付，彷彿是他忘了自己的手還連接在手臂上。我試著以輕鬆的態度去面對，有時他會忘記放掉我的手。

唱完了禱告詞，助理們開始端上一碗碗的綠色糊狀物，給那些無法輕鬆吞嚥的人，那是他們晚間服用的纖維和維他命，其他人則吃較硬的蔬菜。大家都穿著睡衣。尚．克勞德的是條紋睡衣，外面套一件毛巾布的晨袍；坐輪椅的法蘭辛穿著粉紅家居袍；傑傑穿的是丹頓博士牌的藍色球衣，一件較小的藍色條紋浴袍罩在他彎曲的身上，但是從來都沒繫好，垂在身後的繫帶彷彿是一件被遺忘的任務；當然還有羅倫佐，那個不開口的義大利籍火車愛好者，他穿著一件奢華的晨袍，袖子上有絲質滾邊和鈕釦，那是來自某位心靈匱乏者的極致奢華禮物。他靜靜地站在房間正中央，一動也不動，雙臂伸展開來，一如往常地等待著，期盼著。至於是等待什麼呢？未知的事物。我想他和我們其他人並無不同。居民以這種方式，將屋子裡的生活轉換成戲劇，為感謝這場演出的深度，你要做的只是仔細地觀賞，然後思考你所看到的究竟是什麼。

對話在餐桌上輪換著：尚．克勞德打嗝時（他經常如此），蓋瑞韋伯扮鬼臉，說個笑話，或者至少弄出類似的聲音。尚．克勞德似乎很喜歡這樣。蓋瑞會隨機應變，運用他的演員訓練。甜點時刻端上了冰淇淋澆巧克力醬，傑傑吃到長出巧克力八字鬍，蓋瑞抓住機會開始說：「啊，你長鬍子了！哈囉先生，你是……烏鴉嗎？你是柯奈嗎？（指皮耶科奈〔Pierre Corneille〕，十七世紀的法國劇作家，有深具特色的深色八字鬍和下巴小鬍子）也許你是墨西哥強盜！沒錯——桑丘，拔槍吧！」蓋瑞以手比出槍狀，作勢開槍射笑話的主角傑傑，此時全桌早已大笑不已，而傑傑注視著蓋瑞，臉上沒有任何表情，然後突然發出氣球漏氣的聲音，也開懷大笑。

蓋瑞嘲笑傑傑的動作，與其他身心健全者在同伴打嗝、或是臉上沾了巧克力時的反應，並沒有兩樣。蓋瑞和傑傑有特殊的交情：替他綁圍兜，餵他吃藥和晚餐，開他玩笑，總是和他坐在一起，幫他洗澡，帶他上床睡覺。有些助理會擔心，拿居民的生活習慣來開個小玩笑是不對的，但其實最開心的是居民自己，他們喜歡被當成注意力和歡樂的對象。他們對於自己的模樣，以及做不到的事，沒有任何的幻想。「我付出一切。」蓋瑞說。

我的晚餐同伴，尚．克勞德已六十一歲。和他坐在一起令我開始想像，在我走了之後，沃克的生活會是何等模樣，我能想見更糟的狀況。但是要申請入住加拿大的「方舟」不易，尤其是這裡的據點比法國要少很多，等待名單要排到二十年以後。我在筆記本裡畫了張尚．克勞德的素描，他看見我在畫，於是我拿給他看。他開心得不得了，我似乎找到方法贏得他的信任，成為他真正的同伴，進入他的世界。要和居民建立起這種關係，比我想像的還要簡單。這裡沒有規則，沒有規定的方式，你視情況去做，隨著人性自然發展。（註1）

這真是最奇怪的事：即使我只在托里斯—布魯爾待了短短的三天半，那些身懷殘疾的人還是教了我許多事情。

舉例說明。村子裡有家手工烘培坊，離我住的地方走路五分鐘就能到。我連續兩天早上都想進去買長棍麵包和喝杯咖啡，但是卻臨門退縮了。很難說明這種小挫折卻引起我多大的精神折磨。我的法文很糟，他們會嘲笑我，這種預設的想法唬住了我。我領悟到我什麼都怕，怕洗澡，怕吵醒大家，怕去吃早餐。（到了早上九點，屋子會醒轉過來，充滿各種聲響：長長的呻吟聲，火車嗚嗚叫，哎喔聲和拍手聲此起彼落。）

但是前廳裡有種謙遜的生命本質修復了這一點。在拉瑟蒙斯的第三天早上，一早起來後，我便溜到房間外走道盡頭的浴室沖了澡。這是我三天來頭一次洗澡，在一個佔用衣櫥位置的淋浴間，蓮蓬頭的位置並不合用，感覺卻有如高級的享受。當下我明白了淋浴或泡澡有多重要，對尚．克勞德、傑哈德、羅倫特、傑傑，還有沃克來說，那種種持續的愉悅，那種感覺，在那一刻他們混亂的軀體中有了實際的輪廓。

洗完澡後，我穿著妥當，走到村子裡。我經過一處小工地，「方舟」正在蓋兩棟新前廳，把舊建築改建為新住宅（法國政府最近重新訂定殘障建築法規，改建已經成為財務上的一大挑戰）。正是初春時分，樹上有小型足球大小的花苞，一隻貓頭鷹嗚地叫。「最好的每日例行公事，」蓋瑞解釋道，「便是去麵包店買點吃的，然後拿到隔壁的旅館去喝杯咖啡。只是要記得一件事：走進去時要說聲各位先生，太太們——這樣至少他們不會認為你是沒禮貌的觀光客。」我坐在廣場上，培養一點勇氣，一些抽菸的青少年聚集在我身旁的公車站。我怎麼會變得什麼都怕呢？去洗澡，說法文買麵包，走進一家鄉間小旅館等，事事都害怕。好像變成廢人，不能言語，害怕別人會怎麼想。

沃克從來不擔心這種事。

我走進麵包店。「方舟」的一位居民已經在裡面，一位高瘦的年輕女孩，有著拉長的高嗓音，她會口吃，彷彿身體永遠跟不上心思，然而她設法為全部的人買早餐。我縱身投入了這場戰鬥。多虧了我的法文，最後我買了多出食量一倍的麵包，女服務員以為我要兩條長棍麵包，而我不知要如何阻止她。不過，至少我有早餐了。我抱著滿懷的麵包，往下走到旅館。「早安，女士們，先生們。」我一踏進門口便說道。兩名壯碩的法國男人坐在吧台邊，他們看著我，彷彿我是個外地來的瘋子。

但是我做到了，一點也沒有什麼。

我知道這事看起來有多不重要、微不足道，一個人用法文買了咖啡。但那是傑傑、尚・克勞德，還有我的沃克，提醒我如何去做這種最簡單的事，他們提醒我別感到羞愧，這絕不是一件小事。散文作家溫德爾・貝瑞（Wendell Berry）甚至為此寫了首詩：

你在某個夜裡行走
在你舒適的院子裡
忽然間有一道強光
照射四周，而你身後
有道你沒見過的牆
忽然間你心中明白
你已打算好要逃開
你犯下罪過：你錯讀

那複雜指示，你並非是
其中的一員，你遺失身分證
或者從不曾擁有。你明白
他們一直都在那裡
他們看著你的書信
把手伸進你的口袋裡
耳朵緊貼你的床鋪
即使你的行事無愧
他們要你跪下哭泣
說你應該如同他們
一旦你說你很愧疚
朗讀他們手上訴狀
你打造的生命光亮
將會永遠消失不見
他們不需再追逐你
你會跟在他們身後，乞求原諒
他們將不會原諒你
沒有任何力量能和他們對抗

他們遠談不上公正
只有一種內在的清明，不愧不怍
他們永遠無法理會。準備好
當他們的燈光選中了你
他們提出疑問，要對他們說
「我沒有羞愧。」一道肯定的地平線
將會升起。紫鷺會開始夜晚的飛行
從山丘之頂

八十歲的時候，溫立光開始為他的人生落幕做準備。他對公共榮譽和獎項都小心處理，不希望被定位為專家。「我不希望成為比現在更偉大的權威人士，」隔天早上他對我說。「我想當權威地位較低的人。」他不想和許多老人一樣，變得忿忿不平，「對於失去力量的哀慟感到憤怒。」大家總是認為他們應該是這樣或那樣行動，這樣或那樣思考，相信這個神明或者那個。「但是你沒有一定要怎樣。你必須劃掉『必須』這兩個字，去做就是了，讓事情順其自然，該來的就會來。人類最大的恐懼便是對力量的恐懼，對失敗的恐懼，對罪惡感的恐懼，怕我們都是有罪的，哪方面呢？違反法律。但是法律是什麼？我們不知道。」

「喔，」我說，「所以罪惡感是無法避免的。」

「對，問題就在這裡，創世記裡有一段有意思的內容，那是關於人類源起的最古老書籍之一。那時候亞當和夏娃從上帝身邊逃離了，上帝追逐他們。他說，『你們在哪裡，是我，上帝。你們在哪裡？』他並沒有說，『你們有罪。』他只是說，『你們在哪裡？』然後亞當回答，『我害怕，因為我赤身裸體。所以我躲起來。』所以說：恐懼、裸露、躲藏。裸露究竟是什麼？是我們的道德觀，不管喜不喜歡，我們都無法控制。所以說，人類的真實面向就是要接受自己原來的模樣。」

「沃克，」我忽然說，「他不會說話，我有一種和他溝通用的彈舌語，他認得出來，有時候還會回答。」我模仿了一下我們的彈舌語。

「他會彈舌，你也彈舌，我說這是一種溝通，」溫立光說，「你對他來說是很脆弱的，他對你來說也是很脆弱。你不是在為他做什麼。你只是陪著他。彈舌，我喜歡這種說法。當你和沃克在一起，並且彈舌時，你們都很高興有彼此作伴。你能想像他有多開心，因為爸爸正看著他，你也很開心，因為他看著你，看著你心裡的那個孩子，不是看著能寫出最佳文章的那個你，他看的是那個存在靈魂深處的你。」

我並不認為這是瞭解一個重度殘障孩子的唯一方式，但是溫立光說了這些話。有時這些話聽起來有道理，有時聽起來只像是一個有虔誠信仰的人，說了些我無法感同身受的話。

溫立光提到的沃克的價值，令我感到安慰，然而努力去相信它，有時卻使人精疲力竭。

我在麵包店大突破的那天稍晚，遇見了法蘭欣，她坐在輪椅上曬太陽。那是在拉瑟蒙斯通往外面道路的小徑上，而從法國南部來的漂亮助理莉迪亞，正在十五呎之外耙理花園。「你好嗎？」我對法蘭欣說，同時撫摸她的肩膀。她抓住我的手，攀上我的手臂，我想要走開，但是她的力氣很大，把我的臉拉向她的面前。她有痙攣麻痺的症狀，但是她的嘴發出越來越大的咆哮聲。她的嘴靠著我的耳朵，我看到她的牙齒排列紊亂；我以為她會咬我，我不知道該怎麼辦，於是我擁抱她，親吻了她一下。我抬起頭，莉迪亞正在看我們。「抱歉，」我用破法文說，「我想我惹她生氣了。」

「沒事，你很好，」莉迪亞說，「她喜歡男人。」然後她轉身回去繼續耙樹葉。

沃克兩歲時，每次想起他，我往往會聯想到死亡，大部分是我自己的死亡，但有時候是他的。假如夜裡他能入睡，或者是半夜我醒來而他沒有。我彷彿可以看見許多年在眼前展開，一成不變。我想，除了照顧他之外，我是否有還機會去做其他的事，我也懷疑照顧沃克是否終將消蝕我對妻子的情愛。我想我所擔心的事，所有崩壞的起源都來自於生育。

但是大部分的時候，我擔心死亡是怕自己太早死，卻沒機會安排好未來，那麼沃克以後該怎麼辦。我在想如果他死了，會不會是一種解脫，假如我也死了，是不是也相同。我一直擔心錢的問題，那是一道難關，因為我不希望先走一步（我的銀行經理人如此形容），留下瓊安娜一個人面對雙重負擔，既要單獨照顧沃克，又要獨自負擔家中經濟。於是我買了貸款保險，這項支出每個月五百元。奧勒佳的薪水和沃克的配方奶，每年要花掉超過四萬元。（許多年來，沃克的配方奶費用是每個月八百元，那是一般嬰兒配方奶的四倍花費；我的工作津貼不包含這一項，畢竟食物不算在減免之列。我每個月另外支出八百元，購買其他家人的食品雜貨，這八百元夠我們吃得很不錯了，可見沃克的配方奶肯定很營養！最近配方奶更要花一千二百元，根據廠商的說法，新配方針對有胃食道逆流問題的孩子做預先消化處理。）處方藥物費用、醫療器材，甚至是兒童醫院停車場的收費（每次至少要花掉九元），這些都算在家庭醫療計畫的一般耗損上。我們總是樂於預測津貼何時會用完：八月中嗎？或者今年可以撐到九月份呢？沃克搬進團體之家三年了，我還在償還和他相關的支出債務。

在特別難過的夜晚，例如下著滂沱大雨，或者最常見的是我和太太嚴重爭吵後，我承受著無眠以及對養育這個奇特男孩的挫敗感到羞愧，我自問如果了結我的生命，並且帶著沃克一起走，是否需要更多的勇氣？自殺不是我預設的選項，但是眼前照顧沃克這種了無希望的生活，引發我心中的恐慌。可以用三氯乙醛，還有藥片，還有汽車，我們可以開車衝下某些地方，或者是跳入湖泊裡。

我的死亡幻想之一，是將沃克放入我的嬰兒背袋裡（那是一種貼身揹帶），在冬天把他帶到加拿大西邊的山裡，我在世上最喜愛的地方之一，然後躺在雪中，在那裡了結，安靜地、體溫過低而死。我設想這件事的所有細節，我要挑瓊安娜去看電影、海莉去上學的時間，然後如何把他弄出家門、去機場，並帶著他的裝備以及所有滑雪設備。很不幸地，最後這點終結了我的死亡幻想。假如我有本事應付這些該死的步驟，帶著沃克去機場和滑雪等，那麼還有什麼是我做不到的，我又何必讓自己走上絕路。這並不像尼采所說的，自殺的想法救了許多人一命，但它救了我的。

總之，我辦不到——因為海莉，因為瓊安娜，因為我自己，還有也因為沃克，因為他們期望我繼續走下去，因為他們需要一個好模範，一位好父親形象的標準。

我偶爾會有一種更極端的想法——我可以全心奉獻照顧沃克。這種想法也有某些吸引力，一種緩慢窒息的宿命感受。我懷疑有許多母親，特別是單親母親，都明白這一點——並非樂觀抑或悲觀，只是認命了。至少如此一來，我能避免那種怨憎，在我和妻子之間不斷可怕地來回換班，我們之中終於有個人負起一切責任。照顧沃克很累人，假如你不是在照顧他，就是在想辦法趕進度：睡眠、工作、瑣事、任務、繳稅、回電話，就更別提照顧他免不了的緊急突發狀況。不論誰在照顧沃克，另外一個人勢必要趕進度，因此感覺總像是你在單打獨鬥，全都要靠自己，你只能情不自禁地感到怨恨。

你是否也曾體會這些感受呢？我懷疑在那些漫漫黑夜裡，沒人能體會這些，沒人知道這種感受，我很確定我們是孤軍奮戰。我很難解釋清楚這些感受，教不會沃克睡覺、說話、進食、尿尿，甚至是看我們一眼，你能想像這種失敗感有多沉重嗎？我知道這樣並不理智，但是我們覺得有責任。你無法控制你的感覺，尤其是在深夜裡，在市中心一棟搖搖欲墜的小屋後廊上，隔壁中國鄰居的廚房日光燈像集中營的探照燈一樣，照射到你家的後院裡，而年輕的科學怪人睡在三樓，那層樓在某些夜晚，感覺有如聖母峰一般難以攀登。有些夜晚，我無法自持，如此倦怠，完全地精疲力盡，在舉步維艱地走在走廊上時，我會放聲大笑，連續笑上幾分鐘之久。一個瘋子。我覺得自己像條訓練有素的狗，卻明白自己永遠學不會新把戲。天哪，我是如此疲憊：我清楚記得上樓時，以左手抬起我的腿，左右交替，彷彿兩條腿是木頭、沉重的樹樁，右手則握住欄杆，將我自己往上拉。我記得當時心裡想：我再也沒辦法這麼做了。當時我已經四十四歲。

有天晚上，我疲倦不堪，以至於抱著沃克摔下了樓：我的腳跟從階梯邊緣滑下去，我往後倒，一股熟悉的恐懼感嚇得我無法喘息，當時我只想到沃克，我以手臂環抱住他，把自己當成滑板，一起往下滑，沃克坐在我的胸口上，一直滑到了階梯底端停下來，他開心大笑，於是我也笑了。他帶我走進了黑暗之中，但他也經常引我走出黑暗。

三天半之後，我開始感覺「方舟」正常多了。那裡的日常生活有一種自然的韻律及目的感，無論它有多麼地不合慣例。

我去到法國，因為我想知道那裡是否有一種方式，能讓沃克得體並有意義的活在這世上，我想知道在我走了以後，能否為他找個不僅是遮風避雨之處，並非只滿足他需求的專案解決方式，而是能當作他的社群和家庭，甚至是——這是最棒的想法——一種他能夠擁有的解放和自由。

假如那種社群可能存在，代價要如何計算呢？根據歷史來看，光有同情還不夠，打造維持這種社區，是否也能為我們其他人等非殘障者帶來巨大利益呢？我想知道沃克的生命是否有價值，對我來說是的，溫立光說它確有其價值。

吉爾斯．勒．卡迪納（Gilles Le Cardinal）已領先了一步，他有證據。

勒．卡迪納是康皮恩科技大學（Compiègne University of Technology）溝通與資訊科的榮譽退休教授，也是法國數本受重視的管理書籍作家。但是他的專業生涯是以研究人工智慧電腦工程起家，為石油探勘產業設計能做決定的機器人程式。每週三，他會陪妻子到她工作的康皮恩區「方舟」前廳共進午餐。

「我是個不稱職的助理，」有天晚上在勒．卡迪那家的晚餐桌上，他這麼告訴我，「但我是個很好的傾聽者。」「方舟」怡然自得的氣氛給勒卡迪納留下深刻印象，它以一種自助式的力量滿足了不同團體人士的抱負和志向。勒．卡迪納相信他當作家及系統分析師後所擁有的一切，全都是來自他在「方舟」所學會的一切。

勒．卡迪納的工作是將複雜過程解析為元件部分，然後訓練機器複製這些動作，因此想當然爾，他開始分析起「方舟」。他列了一張每個前廳的所有股東清單：居民、助理、管理人、家長等，那些對生活品質和結果有影響力的人，將其需求和投入資源，以明確的觀點分類，然後再找出這些觀點的交集。並將之消化理解，覆蓋上他所識別出、想推翻這個系統所需要的希望、恐懼、期待和誘惑，然後再研究這些發現。

勒．卡迪納的結論出乎他的意料之外。「方舟」所產生的集體智慧遠大於個別的總和，健全與殘障的觀點交集比個別團體更成熟。回顧我在拉瑟蒙斯的短暫停留，我看得出來這種交互作用已產生影響：傑傑似乎沒有太多活力，直到我發現他嘲笑蓋瑞的表演，他的回應顯然讓蓋瑞激動不已，回饋讓他更努力去教導那些居民。當我遇見法蘭欣坐在輪椅上，她抓住我的手臂，把我的臉朝她拉近，我給她一個擁抱和一個吻來回應，驚嘆法蘭欣會喜歡男人。我以為法蘭欣沒有任何需求，結果卻是截然不同。我能以單純的熱情來滿足她。法蘭欣發現她能在需要安慰的時候獲得安慰，只要她表達得夠清楚。只有在以平等地位彼此相見時，我們才能有這些發現。

「我認為很有意思的是複雜性的典範，」勒．卡迪納告訴我。「我相信有活力的心靈是複雜性的一部分，來自複雜性的未經規劃的新特質。該系統的智慧並不在於其神經元，而是在於複雜性本身，在人們互動的過程中。同樣地，『方舟』的社群創造出獨立個體所沒有的特質，例如互助與平等。新特質之一，是對於最聰明和重殘者之間的完全尊重。」

「殘障者的心裡真的存有複雜性嗎？」我問。「這似乎和直覺相反。」

「可以的，假如有社群的話，」勒．卡迪納回答。他拿起一片扁麵包，並拿抹刀取了些奶油。「假如你要把奶油抹開，麵包會裂開來。」他示範著，麵包應聲而斷。「但是假如你拿兩片來強化彼此，就不會斷裂。我發現了衰弱和脆弱之間的分別。衰弱的相反是力量，脆弱的相反是強度。殘障的問題不在衰弱——他們和衰弱一點關係也沒有，脆弱是另一件事，但是可以靠合作來解決。」

勒．卡迪納明白他手上有個管理的全新論點，他以此為基礎，寫出許多部暢銷書。《信心動力學》（*The Dynamics of Confidence*）勒．卡迪納運用他在那些殘障者身上所學到的東西，推論為何有些人比其他人要有自信，以及信心能如何創造出來。這部書協助建立了信心的科學研究。這個新知識領域的領導者之一是丹尼爾．瑟利格曼（Daniel Seligman），一位加州的心理學家，一九七〇年代首次提出學習無能的研究而聲名大噪。

「我們目前所學的是全新的理論，」勒．卡迪納說。「殘障者老是說：『我能如我所需的那般相信你嗎？』這是他們的中心問題。一旦信任的問題解決了，要進入殘障者的世界，並找出他們能學習與完成什麼，便容易許多。」

勒．卡迪納將他在「方舟」的風險評估及團體中創造信任的研究發現，也就是由互相接納彼此需求而產生的信心與學習，運用在其他問題上。他到白俄羅斯工作，應邀以最快速又有效的方式，教導車諾比附近的婦女不要供給家裡受放射性物質污染的牛奶。這件事不像聽起來這麼簡單：你如何阻止人們攝取基本食物，特別是這種自家農場生產、不用另外花錢買的食品，只因為一場三十年前發生的災難？白俄羅斯政府試圖明令禁止人民飲用牛奶，但是未曾奏效。

勒．卡迪納從一位婦女開始著手，打造「關懷文化」，以養成「自發性之危機意識」。他運用方舟那套建立信心的技巧，由他所選中的那位婦女來擴大影響社區內的其他母親們。勒．卡迪納開始進行這項計畫時，在一個有一千二百人及三百五十位孩童的城鎮，每位孩童所飲用的一瓶牛奶平均含有二千貝可的放射性污染物（一百貝可被視為是可以接受的程度，或者至少是不會造成傷害的）。六年後，勒．卡迪納和他的團隊已經將平均攝取量減至每位孩童五十貝可。這項計畫於是擴大興辦，保護了超過六十萬人。

但是勒．卡迪納邀請我共進晚餐，不是為了要聽他自捧，他想告訴我，我也能將同樣的原理應用在沃克身上。對沃克或者是這種智能嚴重受損的人來說，難處在於找出「最接近的大腦學習區塊」。在某些大腦區塊內，我們能夠自在的學習新事物，而在鄰近的區塊中，我們必須付出努力才能學習。而在某些區塊內，你無法做任何學習。你很難在第二和第三種範圍之間，找到那個最接近的區塊，但是假如你問對了問題，是有可能找出這個區塊來的。假如我能找出那個區塊，也許我便能教沃克一些重要的技能。

勒．卡迪納說，訣竅是找出沃克在意的事物，比方說出門，那是他的最愛，然後給他一些方法去表達這種欲望。我們需要一種信號，一種象徵。「有了精確的象徵辨識，即使那所傳達的是最簡單的概念，對殘障者而言，他們也有辦法表達對他們來說是重要的事物。因此忽然間依靠一個單字或一種信號，你和沃克便得以同步溝通，傾心貼近地交談了。儘管也許他無法長篇大論，因為選擇對他來說實在太多了。」

沃克已經對我產生信任，因此我們符合了第一項需求，下一步就是藉由教他表示是與否——他到現在還做不到這一點——來找出最接近的學習區塊。

學習表達「不要」對他來說也許是最簡單的，我加以說明。「他會搖頭，也會把臉轉開，但是要表達『是』，或是點頭同意，仍然令他感到困惑。」

「你必須要找出來，」勒．卡迪納說，他的口氣十分堅決。「是很困難沒錯，但是有這種可能性。它所花費的時間可能長達一年，卻有其必要。這是最基本的，那必須是個很強烈的訊號，大家都能懂，而不是只有你或你太太明白。因為那是他表達喜好的第一個機會。它不只是你要蘋果或柳橙這種問題，不單單是：你要柳橙嗎？不要。蘋果呢？要。那是一種自由，讓他獲得自由的第一個步驟。讓他擁有選擇權的第一步，這是他發揮才智的關鍵，即使他的才智十分有限。這是他通往未來的大門，不可或缺。」

勒．卡迪納主持一項實驗，他詢問那些無法開口說話的殘障男孩們，最想要哪一種科技產品。絕大多數孩子的一致答案不是電腦，不是iPod，男孩們最想要的是一部電動輪椅。為什麼呢？「因為那樣我就能接近我愛的人，遠離我討厭的人。」勒．卡迪納轉述他們的說法。信任培養出欲望，欲望培養出辨別能力，而辨別能力培養出自尊。因為若是沃克選擇某件事物，他便能為自己取得某種責任，並且對命運多了一份掌控力，他能夠活得更像一個人。不見得是要多麼重大的選擇，只要看起來和感覺起來像是有選擇就行了。

「你必須給沃克自由，」勒卡迪納說。「當他學會了訊號，假如你能告訴我，我會很開心的，非常開心，我會給你我的電郵地址，好讓你能告訴我。」

從那天起，我設法教沃克表達訊號，至今已經一年多，有時候我甚至覺得他就快學會了。

我會有好長一段時間都記得，在吉爾斯．勒．卡迪納位於康皮恩的家中坐著談話，吃著他妻子多明尼克好心準備的、簡單又美味的白豆燜肉。那種感覺像是我們坐在秘密的俱樂部會所，傳閱一份沒有別人知道的寶藏圖。他的想法本身便令人印象深刻，而由於那些想法的靈感來自像沃克這樣的人身上，更使它們更令人難忘，甚至具有革命性。因為那表現出我們的脆弱者是多麼有創造力，特別是那些殘障者，但也包含了其他人。那也是我從殘障朋友身上發現的道理，因為他們說你不必隱藏自己不完美的部分。

「這改變了我，」勒・卡迪納停頓了一下之後說。「在一個競爭的世界，你必須隱藏弱點或錯誤。有人發現你的弱點時，他們會打擊你，試圖利用你的弱點。當兩個分屬不同隊伍的人進行比賽，他們會設法打敗對方，這就是殘障者不能苟同之處，他們尊重我們彼此的弱點。一個人的需求會揭露出其本色，因此沒有必要故作姿態。」

勒・卡迪納的偶像之一，賈克・德・布邦貝塞特（Jacques de Bourbon-Busset），法國外交官及法蘭西學院院長，宣布放棄從政而成為作家，他曾說過一句名言：「愛的敵人是自負。」德・布邦貝塞特是查爾斯・德・高爾以及尚・溫立光之父，喬治・溫立光的朋友。兩人都認識德・高爾的殘障女兒安，她生下來便患有唐氏症。德・高爾是出了名的喜怒不形於色，除了對安之外。她於一九四八年，芳齡二十時辭世。葬禮之後，院長和他的妻子離開了安的墓地。他一面走，一面安慰妻子：「Maintenant, elle est comme les autres——現在，她和其他人一樣了。」在那之後，德・高爾無論去到哪裡，都隨身攜帶安的照片：他聲稱發生在一九六二年的一次暗殺未遂事件中，那顆朝他發射的子彈，被當天正巧撐在座車後車窗的那張相片相框給擋住了。二十年後，德・高爾安葬在他女兒的墳旁，這是我所發現的一個令人心碎的細節。

然而心碎並非正確的字眼，也不足以完全表達。這過程至少還在進行中：想到他長久以來從不曾放棄接近她的希望，最終無可避免地實現了；那種人類寂寞與渴望的憔悴消瘦身形，藉由他單純的孩子而表露無遺。

這一切都源自沃克，透過了勒．卡迪納，透過尚．溫立光，傳遞到我的身上。因此也許你能原諒我，在某些日子忍不住要想，沃克在我們的進化計畫中有其目的，他不只是突變和變異的失敗嘗試。這麼想也許只是徒勞，但是假如他的例子是經過標記、複製與選取，那麼他可能代表了人類朝進化跨出的那一步（很小的一步），也就是在少數人身上顯現更多樣化且有彈性的道德感。

像沃克這種智能障礙的人，他們的存在目的可能是要讓我們從適者生存的徹底空虛之中解放出來。

註1　除了情侶助理以外，也有殘障情侶住在方舟。他們會在一天忙碌的工作後進城跳舞，有些甚至會結婚。在荷蘭有些殘障社區甚至更為進步，會如一般人一樣僱用性服務。不過法國的方舟沒有這種服務。蓋瑞說，「在這裡，如果你是身體殘障，你的生理和性需求就不存在，變成一個天使。」他希望法國的體系能夠更開放。我承認一開始聽到這件事有點震驚，不過我老是受驚，還記得頭一次聽到有人跟我說，沃克有一天會結婚，我嚇得一片空白。但他為何不能結婚？他的身體狀況已經無法享受許多樂趣，因此如果有人願意與他分享生命，為何剝奪他享有伴侶的樂趣？

第十三章

這是我於一九九九年十二月八日的筆記，沃克當時三歲：

我們住在「遊艇俱樂部」，位於迪士尼世界、迪士尼村的一個迪士尼度假飯店，一個全是迪士尼的宇宙。一起的還有瓊安娜的繼父傑克，和她母親瓊安。瓊安娜的兄弟姐妹和另一半、小孩也都來了。

有好多好多奇怪的事情。第一，身受極大痛楚的沃克不斷捶打自己的頭、涕泗縱橫、驚恐不已，為了某種不明原因而身陷痛苦，我懷疑是牙痛或者是過度刺激。我毫無根據但卻不容置疑的恐懼是，他在故意傷害自己，他知道自己有什麼地方不對勁。

還有就是傑克，因為骨癌而緩慢地步向死亡，這實在令人悲傷，但是無人提及此事。他有一台代步車可以到處騎，孩子們上他的車。有時候多喝了幾杯，我們大家也都這麼做。

還有當然就是迪士尼世界本身，偉大的美國同化樂土。我在想數千年以後，考古學家會如何解釋迪士尼世界，某種宗教聖殿，我猜想，夠精準無誤吧。迪士尼音樂從樹叢中流瀉而出，我嚇了一跳。這裡的員工教育要對客人有禮貌，無論如何都要先開口請安問好，即使是旅館走廊上修理通風管道的工人，在數不盡的走道地毯上覆蓋防塵防滲塑膠布，當我和沃克沿著走道隨意地走動，他們也都停下手邊工作，對我們說：「你好嗎？今天過得如何？」這使得我希望能有個墮落的混蛋告訴我去死吧，好讓我回到現實。

我的心情糟透了。來到這裡以後，心情就很糟。沃克不斷地提醒我，生命並沒有主題。除了在迪士尼樂園。在這裡，不論你想做什麼，都需要一個主題，而且最好是坐著代步車。這難怪海莉今天早上對我說：「米奇是真實的，爸爸。」而你不是，爸爸，她只差沒補上一句。這裡不用金錢交易：我們的花費會從迪士尼卡上的總額扣除，而這張卡到處都能用，因為一切都是迪士尼公司所有。有個水上樂園叫做暴雪山（Blizzard Mountain），是佛羅里達州內存在唯一一條融化中的冰河。你並非一路滑雪而下，而是穿著泳衣由滑水道往下滑，主題樂園最棒的就是這樣。今天我們去玩未來世界（Epcot），昨天是到水上樂園和神奇王國（Magic Kingdom）參加聖誕派對，至於明天，誰知道呢，也許是換腦手術王國。就是這一點讓我不滿：這裡沒有異常的空間，從常態、套裝、老鼠王國的一致性中所衍生的任何分歧。你在這裡不是個體，你是機械式老鼠家庭中延伸出來的一員，我想你可以稱它為某種概括形式。但那正是官方概括政策的問題：你永遠不能當真正的自己。我懷疑我在迪士尼樂園的感受，正如同沃克在真實世界裡的感受：它自有其迷人之處，但是我們大多時候無法真正融入。

這個完全概括版本的生活，附帶一種完全概括的道德規範。在飛往此地的班機上，我坐在一位六十二歲的婦人旁邊。這是她這輩子的首次飛行，是真的，她第一次搭飛機，就是要前往迪士尼世界！她有一種紐約上州的扁平口音。「我兒子，」在我正想要看書時，她說，「他很注重家庭。那天晚上，我對他和媳婦說，我來照顧孩子一個晚上，讓他們出去吃晚餐。他說：『不行，這是孩子們的假期。』我的媳婦說，『這也是我的假期啊。』我兒子啊，他說，『不對，親愛的，等孩子們都大了，我們才能有假期。』」我想在機上找到他的兒子，和他說：「來吧，把地獄來的男孩接手過去帶幾小時，再看看你有多少意願去犧牲你和太太的人生。」就是他這種混蛋，讓我覺得自己是個不及格的父親，因為有時候，支撐我度過一天或是夜裡陪伴沃克的動力，就是我可以有機會避開他，單獨消磨幾小時，看看書或出去騎腳踏車，或者是煮一些不用寶寶樂粉末當主要食材的食物。昨天晚上，在他朦朧睡去之後，我移到套房的客廳去看書，但是我能做的只有留心聽那些嗶聲和變換，注意沃克醒過來沒有。我沒有那位六十二歲婦人兒子的那種無私胸懷，我也絕對沒有他的那種忠貞。這個世界指責我不能接受沃克的命運，因此我也就不能接受自己的命運，而顯現出我的虛榮和怠惰。

然而沃克卻是消除這種自我交相指責的良藥，今天再度發生了。當我們走過迪士尼世界的萬國廣場或是宇宙國會，管它是什麼——那是一片平坦又奇怪的土地，上面插滿了萬國旗。沃克嚇壞了，放聲尖叫並且捶打耳朵（他不太喜歡佛州的潮濕氣候），我和他說話，用我持續的單音低語，想試著分散他的注意力，我以臀部頂手推車，雙手將他的手拉高舉過頭，以免他繼續捶打。我已經連續陪他三個小時，他一早醒來，我便帶他出來散步，好讓瓊安娜能睡一下（海莉和她阿姨睡在隔壁房間）。我差不多精疲力盡了。他的尖叫聲連續一小時不絕於耳，在佛州熱氣蒸騰的艷陽下，我的腦袋膨脹到了某種程度，人類的極度痛苦，以及其替代與存在的孤立感，是我僅能聽到、想到甚至是看到的唯一事物：他所發出的噪音白色頻譜變成了某種聽覺屏障，將我其他的感官功能都封閉了。我心想，「你知道嗎，孩子，有時候我真恨你。」這絕不是那位首次飛行婦女之子會有的態度，但是至少在當下，這種感覺真實無疑，而沃克逼迫我，甚至是允許我去承認這一點。他是偽意識的解藥，他永遠都會提醒我，我們真正身在何處。

然而不知怎地，也許是因為他頑強性格的強烈光芒，或者是因為我們又撐過的一次終極危機，又一次的混亂遭遇，在我們周圍形成了一種有彈性的力場，逐漸地，在含淚抽噎、大口喘氣，最後嘆息之餘，他停止哭泣，向後坐好，和我一起繼續走，沒有多餘力氣去做別的事，只是默然接受身邊發生的一切。

城市邊陲的一棟白色小屋是我兒子目前的棲身之處。

即使我人不在那邊，仍可以在心裡描繪出它的景象。從他三年前搬出去那時起，它便無時無刻在我心中。

一棟牧場式的白色小屋，寬度比長度要來的大，門口有斜坡道，車道上總是停有至少兩部車。屋後有沙坑和戶外玩具，轉角是單排賣場，社區中心在十字路口的另一邊，孩子們的名字漆在陽台玻璃門上，圖表和醫療記錄收在廚房裡，沒有地毯（會阻礙輪椅和行人），一棟忙碌的屋子。

這是護理之家的最佳等級：組織良好、雇員充足（有沃克需要的二十四小時照護，連睡眠時間也一樣），穩定、乾淨，這一點很重要。他和另外七位殘障兒童共同住在那裡。

我對他的臥室瞭然於心：藍綠色牆壁，需要再開一扇窗戶，但是整齊。金黃色木製五斗櫃，美國全國賽車聯合會（NASCAR）床罩！三個人同住這個房間：馬可斯（失聰、發展遲緩、焦慮，但是精力充沛），優薩夫（高瘦、發展遲緩、骨骼強度衰弱、貼心又安靜，他總是和我握手），沃克，三人之中智能發展最遲緩的一個。

牆上有張海莉的照片，一張奧勒佳的照片，一張他媽咪的照片，一張我的照片。

衣櫃有如軍隊般整齊劃一，衣籃上各有標籤：襯衫、長褲、內褲、備用手臂套。一張紫色底圖的圖畫上，有一個雪人和一雙拳擊手套。一個會捶擊自己耳朵的男孩，化身成為畫中人物。他一直都是如此，一位拳擊手，強悍的傢伙，也許個子小，但是百折不撓，有本事承受無止境的痛苦。在他的新生兒歡迎會上——這是在他出生後才舉辦的，因為早產了五週——一位朋友送了張史特伯斯（George Stubbs）的畫，一隻出名的小鬥牛犬，《比利．馬丁，犬中的鬥士》。有些禮物送得還真是恰如其分。

一天下午放學後，我開車過去接他回家住幾天（我有說過嗎？他已經住在那兒了）。我去過太多次了，所以就算閉著眼睛也找得到路。我迫不及待想快點駛達，但是載他回去時，就沒那麼急了。即使過了三年，分離（不只一次跟他吻別，然後抱緊他一下，親他最後一次，很快地走出去屋外，反手將自動鎖大門拉上，從輪椅斜坡道往車子走去）也仍然猶如死別，彷彿太陽逐漸失去光芒，彷彿有某種發生了某種邪惡又極不自然的事。

今天我在沃克放學前便抵達了。我在廚房裡等著。屋子裡毫無聲息又陰暗。客廳裡有七個人，全是這裡的寄宿者：潔思敏、柯林、優薩夫、塔兒西卡、辛蒂、凱倫，以及會讀唇語的馬克斯，他正在看著無聲電視，但是沒有人出聲。當然沒有了，因為他們沒人會說話。他們沉浸在安全頭盔、輪椅，以及私人的世界裡。雙手在空中亂抓，面對牆壁、或是一遍又一遍地跳個不停。

他們孤單焦慮的極度痛楚，說是表演藝術也不為過。

然後我聽見沃克的黃色小校車駛入車道的聲音。我跑出去迎接他。哈囉，米格魯，我說。出乎我的意料之外，他躍入我的懷抱裡。自從他搬到這裡，我來接過他那麼多次，卻從來不確定他會記得我。他總是記得我，但是我從不敢肯定。

我給了他一個大大的擁抱。然後當我們收拾他的餵食泵、配方奶、藥物、滑雪褲、迷彩背包、手臂套和泡棉頭盔等（我忘了推車），他晃進了客廳。

沒有人開口打招呼，話說回來，他也沒辦法打招呼。他以不慌不忙的姿態，直接朝聖誕樹走去，檢視樹上的裝飾品。在那棟永遠安靜的屋子裡，只有他一個人被亮光吸引。我一直都無法將這件事忘懷。

我們很快便離開了。他愛死了白雪、戶外，以及新鮮空氣帶給耳朵和頭部的感受，他喜歡的每件事對我來說都是那麼的重要，這些事感覺就像是某種成就。

海莉滿十四歲之後，我開始帶她去上芭蕾課。她從三歲起便是個小舞者了，那是我最喜愛的晚間活動：我打起領結，她穿件洋裝，她告訴我哪些動作很難，哪些不會，我們討論舞曲的涵義，身體的動作如何能帶給心靈某些感受。那些和我優雅的女兒共度的夜晚，坐在我們靠近舞台的座位，我衷心感激生命有如此的好運及恩典。

一天晚上，我們去看加拿大國家芭蕾舞團演出《玻璃碎片》（*Glass Pieces*），原為傑若米羅賓斯為菲力普格拉斯的誦唱樂器所編的舞蹈。一排又一排間距相等的舞者，搭配格拉斯先生節奏分明的配樂，一秒不差地同時踩著步伐橫跨舞台，偶爾會有兩位舞者打破規則的步伐，演出一段雙人舞，但是隨即又融入了舞團成員裡。

關於一座偉大城市之生命的一支芭蕾舞，換句話說，居民在相似的場合，以相同的節奏做著同樣的事，當他們脫序時會自動停止，然後隨即服從回歸到原有位置，正如我們每個人都必須遵守的原則。一段傑出的表演，讓你看清自己存在的脆弱形態，是沉浸在日日重複、雙眼蒙蔽的生活裡。這是一個大方、充滿希望的語言，是一份穿透視人生的禮物。它讓我淚水盈眶。

沃克也會令人哭泣，這種情況隨時都會發生，而且幾乎是發生在每個認識他的人身上。但那並非遺憾或憐憫的淚水，我得出的結論是，那些大多是感激之淚。

殘障人士，特別是重度殘障和智能障礙者，提醒我們生命能淪入多麼黑暗的境地——我指每個人的生命，而非僅是殘障者。從黑暗中出生，隨即墜入另一場黑暗之中，兩者間僅有一線光明之隔。畢竟這是山謬．貝克特（Samuel Beckett）對於人一生的描述。貝克特筆下的人物大多沒有腿，或有所限制，或者沒有懷抱希望的理由——殘障。

因此當沃克做任何事，顯示出他的人生不僅止於孤獨與痛苦，教人感到份外的勇敢。對於一個像沃克這樣的男孩來說，聖誕樹上的裝飾物可比約櫃（譯註：聖經《舊約》中記載，一種具強大毀滅的武器，形如木櫃。），閃閃發亮，吸引了他的注意。透過沃克，那製造過程中的少許謹慎、細節、想像，從設計者反射到我身上，或者是其他肯花時間看著它的人。假如我能花足夠的時間專心坐下來想一想，假如我有勇氣不跑去做一件更有成效、更讓人分心的活動，想到把一個廉價玩意掛在聖誕樹上，將一份記憶掛在樹枝上，這種古老的異教儀式，產生了全新的看待觀點。沃克是鏡頭——我得承認這形狀是不太尋常——透過他，我們得以把這世界看得更清晰。沃克讓我看清楚那些裝飾物的本質，甚至顯得更美好。你看，爸，他說，看你錯過了什麼。你只要放慢腳步，讓我來做給你看。

假如我的兒子設法不向痛苦屈服，而忽然發現痛苦之巨大，並且以悲慟反擊他的抵抗，更深、更大的淚水浪潮從他心裡席捲而來，這也會使我哭泣，為什麼呢？是難以忍受觀看的痛苦嗎？不是：他的痛苦令我憤怒。我想讓我抹淚的是甚至在那樣的危機之中都隱藏著一種樂觀：至少他還有希望打敗痛苦，期待這場痛苦會過去。那天關於另一件事，一位溫尼伯的朋友說得好：「一天結束時，總是有杯烈酒給那些未被打倒的人。」

我想那正是我不斷流淚的原因。沃克和芭蕾有異曲同工之效，兩者都能揭示世界更大的面貌。他是希望的泉源之一。

因此對於那些不明白重度殘障兒童潛在價值的人來說，以及這種大多在痛苦中度過、曖昧不明生命的可能意義，那是一種可能性。萬一沃克的生命是一部演進中的傑作，也許是集體藝術作品？那是否足以說服你，代替我來照顧他？

用早餐之前，我每天第一次想到他，是在早上六點四十五分，我替女兒準備上學的午餐，而在廚房後餐櫥裡看見他的全套餵食器具時，或者是當我去拿報紙，看見掛在前門上，被扯得稀爛的百葉窗。冰箱和麥片櫃門上有他的照片，在我更衣處的書桌上，冰箱上有他愛不釋手的磁鐵，他那空洞的臥室在樓梯頂端呼喚著。每次想起他，總是會想到我們不能堅持下去陪伴他，我的雙手和胸口便發冷，想著我上次見他到現在有多久了，下次幾時能再看到他；提醒自己下次要做什麼事（醫生？保險？檢驗？）計算他離開的時間，對這數字感到可以或無法接受；想著他的頭顱形狀，想著他的眼睛，假如他會說話？計算我哪一週有空去載他回來，哪一天交通最不擁擠，想著如何安排奧勒佳，想著海莉和他兩人單獨生活在這世上。我每次想到他，大概就是這些事，對於一個價值如此卑微的男孩來說，他讓我想得真多。

但是沃克搬到新家之後，我逐漸忘記他睡覺的節奏了。這麼說我會想哭，我怎麼會讓他失望至此？怎樣才能讓我再想起來呢？我忘了他如何堅持捶打他的頭、牆壁，或拿他的頭撞我的頭，直到他回家暫住，我才又想起這一切。我忘了他如何緩慢但無可避免地醒來，以即將恢復意識的可能性，深深折磨著躺在他身旁的人。一成不變地重複撞擊頭部，一成不變地抓撓雙手（用力地摩擦某個堅硬表面），一成不變地咕噥或呻吟，直到終於有所突破，通常是不愉快地清醒過來。我忘了他能如何持續地撞擊牆壁，每分鐘四到五次，持續二十分鐘，眼睛不用睜開，而我要如何迅速反應，在睡夢中控制住他。我忘了無論醒來的過程發生什麼事，他看起來依然平靜，他的雙眼緊閉，額頭平滑，我的扭曲小男孩竟能看起來如此帥氣與安詳。他的假安詳多令人信服。我忘了當他抗拒我的意願時，能有多生氣。去年夏天，在我們朋友位於偏遠湖畔的小木屋，到了凌晨二點四十五分他還不睡。我在十點四十五分帶他去睡覺，當時瓊安娜說，「你要把他帶離開奧勒佳的身邊，她已經忙了一整天。」

我強自壓抑內心洶湧的怨氣，拿下他的安全頭盔，把沉重的他抱上床去，在他的身邊倒下。我把我會的歌唱給他聽，我唯一能記得歌詞的幾首歌：《奇異恩典》（四段，一段是自編）、《愛慕》、《你今夜寂寞嗎？》、《老人之河》，再加上重唱一遍《奇異恩典》，這次是用《日昇之屋》的曲調，《阿拉巴馬盲眼男孩》的唱法。我把全部曲目唱兩遍。結果沒有用。我哄騙他，彈舌、開玩笑、大笑、制住他、在他耳邊說悄悄話、摩娑他的頭，他的背。我做了所有我發明的事情，而他的回應是，他不斷重複嘗試，我是說試了三十幾次，以一種無法克制的熱情，用他的頭猛力撞我的頭，能多用力就多用力。他享受這高達四成成功率的樂趣。

最後，過了四個小時，中途起床兩次以傾聽夜晚，和他在無人使用但裝了紗窗的門廊上晃蕩，在一次特別像是惡意地撞擊我的鼻子之後，我以中等力道在他的後背拍打一下，並且罵他：「夠了，你這小混蛋，不准你再這麼做！」我低聲怒吼出這些話。我知道自己正處於危險區域，如勵志書上所說的，必須後退一步。我閃過叫醒其他人的念頭，瓊安娜或是房子主人，乞求一點協助（絕對不是奧勒佳，她白天工作得夠辛苦了，夜晚該由我們負責解決）。我當然沒有叫醒任何人，我幾乎沒有這麼做過，但總是有這個選擇，我有轉圜的餘地，單獨一人而沒有奧援，這是我沒想過的選項。

反之，我打了他一下，告訴他要乖一點。這時他轉身側躺，靠著手肘，直盯著我的臉，彷彿他是米爾頓·伯利（Milton Berle），爆出一聲響亮的「哈！」之後，翻身過去睡著了。他只想讓我知道，現在他可以撐得比我久，他能承受我給他的任何東西。我不知道其他十二歲的正常男孩如何對他們的父親展現出這一刻，但這是沃克向我表達的方式，他盡己所能。

但是你如何得知那就是他想對你說的？有人可能會這麼問。你怎麼知道你們之間的一切訊息不是來自想像？假如他不能說話，你怎麼知道自己是否捏造出這一切？答案是，我不知道。但即使是一般人的父親，也不會知道自己是否捏造了與兒子之間的聯繫。人類關係的框架存在於文字的薄紗之後，有時候在外人耳裡聽起來根本並非如此，只有傻子或者懷抱失望打算的人才會去假裝。沃克和我不會用文字來表達我們的困惑，我們偏好噪音。

沃克在他另外一個家住了兩年之後，我做了一個關於他的夢。他在新家，我過去看他，他非常非常快樂。他還是不會說話，但是他懂每個字，並且能立刻喃喃地表達出意願。探訪完畢，他走到新家門口跟我道別，站在那兒，笑容滿面。他的室友香黛兒或是另一位朋友克莉絲塔．李，或者是這兩人的組合，站在他的身後。很顯然地，她是他的女朋友。那讓我開心不已：我知道他終於找到一個人去愛，並且有人愛著他，不是以大家愛沃克的那種公然方法，而是只有他明白的方式，他私密的愛，終於能去愛人和被愛。我們兩人都知道這件事。我道別時，他面帶微笑，並且直直看入我的雙眼，點點頭，給我祝福。他原諒我帶給他這樣的人生。但是到頭來，這不過是一場夢。

他在那裡蛻變成一個不一樣的男孩，有自己的生活，我以為他永遠沒機會體驗到這點。在智力上，他是個嬰孩，將來也是如此，他讓我想起和嬰兒在一起的感覺。但是就在我認為沃克永遠不會變的時候，他卻時時發生改變。

他上一次回家的時候，拒絕我要求他做的任何事，有兩天都對我不理不睬：敲打桌子、檢查微波爐、和奧勒佳玩。他的舉止像個青少年，不肯屈服。第二天晚上，我請他過來見我，說了三十次之後，他給了我一點甜頭。他坐在我的膝上，看著我，然後緩慢地，以慢到不行的速度，朝我半咧嘴而笑，然後覷眼看著他的下個目的地。我得說「心知肚明」這個詞在我的心裡閃現。他似乎完全明白自己在做什麼：該去安撫一下老爸了，他顯然需要安撫一下，可不是嗎，老爸。

我從沒指望看見他變得獨立，擁有自己的人生，但是他的確辦到了。最近的發展，團體之家的工作人員告訴我，是當校車抵達時，他會大喊「車車車！」我認為那令人難以置信，但是還有其他細微的改變。

在我寫下這段文章的六個月前，一個十一月份的夜晚，當時的景象依然歷歷在目。我在六點鐘抵達，要把沃克帶回我們家。當我駛進車道時，屋子裡年紀最大的男孩柯林，從他臥室窗戶朝外看，那是位於上鎖大門的右手邊。他緊緊貼近玻璃站著，氣息凝結在窗戶上多倫多楓葉隊貼紙旁邊。柯林是個害羞的男孩，身材瘦小，二十五歲（我很吃驚，他看起來像十六歲），前額有深深的皺紋，臉部畸形，身體彎曲，聽得懂但是不會說話，熱愛電動遊戲，非常正派；他不在意沃克擋住電視螢幕，即使螢幕上正顯示電動遊戲的畫面，他也會耐心等待，直到沃克走開。我總是和柯林打招呼，走過去揉揉他的背，當他是年紀最長的一位，一位領導者。這是我唯一想到能做的事，我唯一能和他們建立關係，而不覺得自己像個白痴的方法。他偶爾會和我眼神接觸，但是我注意到，當我提到他的名字，他會安靜地微笑；要是我如往例離開時喊他的名字，他會再度微笑，神秘地抬眼看。他的害羞、低調、羞愧、歡樂、感激、孤獨、渴望——在那些時刻裡全都展露無疑。

幾個星期過去了。十二月末的一個週一，翠許・皮爾森，沃克的夜間照護者，打電話到我的手機，那很不尋常。「我只是想你可能會希望知道，柯林已經快走到人生盡頭了，」她說。「你和他之間似乎有種默契。」我並不知道他原來只有一邊的肺葉，現在肺功能衰竭了，我不知該說什麼。柯林撐了三天，然後走了，現在沒人會在意沃克是否擋住電視了。

一星期後，沃克跟我們回家。我下班後走進家門，奧勒佳告訴沃克我回來了，他過來跟我打招呼，這是很難得的事，他通常不會這麼做，你得叫他過來。他看起來不悲傷，但似乎有所期待。彷彿他會有什麼心事似的，他是會有的，假如你明白我的意思的話。

我不知道該不該提起柯林。他有注意到嗎？翠許不認為任何寄宿者會明白柯林過世的事，但是我不同意。

我心想，反正我該說點話就是了。他站在我手臂旁，一動也不動，好像在尋求安慰。「哈囉，米格魯，」我說，我向來這麼稱呼他，我想要有一貫性。「你好嗎？」我像往常一樣輕快地揉揉他的肩膀，低頭對齊他的視線水平，然後輕輕地用我沒戴安全頭盔的頭頂頂他戴了安全頭盔的頭，並且說：「啊啦呀啦呀啦呀啦呀。」這也是我慣常說的，然後我把他拉到身邊來，嘴巴靠近他的耳朵。這讓人覺得很重要，但我好像在和一個磚塊說話。我說：「很遺憾聽見柯林的消息，你是不是想念他彎腰駝背地坐在電視旁的小凳子上呢？我知道你們倆是朋友，他讓你擋在路中間，那是個很貼心的舉動，你知道的，當你站在那裡，雖然他從來不正眼看人，但是他向來知道你在那裡對吧？」於是我停了下來，等待著，沃克正眼看著我。這次音量大了一點，我說：「現在這樣可能對他會比較好，他受了很多苦，而且病得很嚴重。你記得嗎，當我們叫他，或是提到他的名字，他從不抬眼看我們，但是過後我們總是發現他在偷看，一邊看一邊微笑，他有多麼感激？他是個好人，沃奇，他很高興有你這個朋友，你一定很想念他，我知道這令人感傷，但是別擔心，有時候你得體會傷心的感覺。」我還說了其他事，但是現在記不起來了。最後我說：「我不知道他現在人在哪裡，但是那並不代表你不能去懷念他。總而言之，孩子，我很遺憾你的朋友過世了。」然後我又揉了他的背，他似乎——我承認這麼說很主觀——寬慰了一些。他的眼神變得較柔和，呼吸也緩和下來。這有可能就是他想告訴我的話嗎？

我低聲地說出那些話，以免奧勒佳聽見了，以為我得了失心瘋，但是我很確定她應該是有聽到。我依然不清楚為何說出那番話，但是我認為說了比沒說好，萬一他真的聽進去了，而且也懂得。

兩天後，我帶他回去團體之家。譚雅，一位來自加勒比海的婦女，負責在下午四點到晚上十一點這段時間照顧沃克。當我們走進門，她正在等我們。翠許，他的夜班看護也在那裡等待。譚雅照顧沃克六個月了，一段不算短的時間。有一段時間，他在工作人員之間跑來跑去，連續兩個星期，他們對於太多哭泣及太多撞頭事件感到絕望而快要放棄。翠許更了不起，沃克在三年前剛搬進團體之家時，她便受聘僱在夜間照顧沃克，她對沃克的瞭解，如同母親瞭解自家孩子一般。每個晚上，譚雅替他換上金剛戰士睡衣，然後交由翠許接手，到了早上，團體之家的經理汀娜，會進來趁他在上學前蹲馬桶的時間，唱二十分鐘的歌。她不斷嘗試要教他「玩」這個字的手勢（一隻手向外伸展），進度不太順利，但是她努力不懈。在家裡，我嘗試教他改良的「停止」（一隻手在另一隻手上劈砍）、「要」（拳頭上下輕擊）、「不要」（頭部來回搖動）、「愛」（手覆心口），以及「朋友」（在胸前碰一下），這些似乎是他用得著的字。他做得不太好，但是我也一樣。我會做出手勢，他捧腹大笑，然後再度忽視我。這感覺就像是替一個心裡總有旁騖的老闆工作。在這些手語課程中，唯一能讓他專注的方法就是上下揮舞我的手臂，同時說話，他喜歡這樣，因此團體之家工作人員對他的吸引力多過於其他孩子們，是因為裡面的寄宿者沒人會說話，而沃克深受人聲的吸引。他只不過沒法自己說出來。

他為何學不會手語？有些科學家相信，連沃克這種重度殘障的孩子也能有自己學習的步調，他們能感受到自己可以或無法完成的事，然後做出調整。妲西．費林斯（Darcy Fehlings），多倫多布魯爾芙兒童復健中心的小兒發展科醫生，從沃克還是個嬰兒起就認識他了。「我相信孩童極有可能以自己的方式去瞭解週遭環境，」有一天下午她這麼對我說。「我認為有沃克可以分辨的模式，給他帶來安慰和概念。」但是他只能吸收他準備好要吸收的部分，假如他很容易受到過度刺激，並且還沒準備好要做眼神接觸，那麼他就還沒準備好要學手語。有問題的人是我，不是他。另一方面來說，費林斯醫生記得沃克小的時候，有一次從溜滑梯滑下來，興奮得不得了。「也就是說，那道溜滑梯是一種對他有意義的反覆行為，」她說。

另外對沃克來說有意義的事情，就是只要他還有一絲的力氣，就會盡量保持清醒，儘可能動來動去。他不想錯過任何事。即使在新家，他逐漸步入青少年期，他依然很難得睡上一整夜，若是一夜安眠，他的照護者便欣喜若狂，因為這樣他的脾氣就不會那麼大了。開心的時候，他會在床上跳躍，有一天翠許對我說，「假如你收攏網子，」——他紗帳床邊的網子是為了防止他跌到床底下——「他會衝進網子裡，然後跌倒，他覺得這樣好笑得不得了。」週末他在社區游泳池游泳之後，她會帶他去散步。「索貝思（Sobeys）的人都認識他，」那是一家當地雜貨店。他們都會說，「嗨，沃克。」然後我們買咖啡，他會想要砸毀任何東西，接著我們坐下來。他愛死了把袋裝義大利麵和罐頭湯從架上掃下來。

他往往會拿手臂套輕輕拍打團體之家的女性工作人員，而不是男性。「只有女孩子們，」譚雅說，因為他會惹惱她們。她們說，「沃克，不准打我的屁股。」然後他就會發出呵呵呵的聲音。她看著他，「那是你的求偶之舞嗎？」她說，颯颯的島嶼腔調讓笑話變得無傷大雅。音調、語氣、含意，他全都有了，他是不言而喻的大師。

由於陪我兒子度過三年的夜晚，譚雅知道沃克一些我所不知道的事。她從探險之旅帶回了金塊，擺出來讓我看得艷羨不已。

比方說，那天我該在早上六點半，去多倫多兒童醫院和翠許及沃克碰面，那是規定的報到時間，九點鐘要為他進行清理牙齒、沖洗耳朵、以及詳細測試聽力。不算什麼嚴重的事，但是因為那是沃克的牙齒和耳朵，因此過程需要全身麻醉。沒有全身麻醉的話，什麼事都做不成，沃克不可能乖乖坐著，任人拿探針塞進他的耳朵，或者是拿根牙刷伸進他嘴裡。（唯一有辦法刷他牙的人是奧勒佳，他的褓母，他會順從她，只是會發出一種輕微持續的呻吟，像個排水管一般。）然後還有醫院常見的延誤：一般要等上一兩個鐘頭，再加上和麻醉師的一般談話。今天有位看起來似乎才二十出頭的年輕印度人，想知道沃克對什麼過敏，還有他的心臟雜音究竟在哪裡。「這些都在病歷上，」我總是這麼說。但是因為病歷足足有六吋厚，沒人會想去看。現在那位年輕醫師正一頁頁地翻看：從他的肩膀上方看過去，我看見我從沒讀過的神經科醫生來信，但是要拿到那些信的影本，有如意圖染指機密的政府秘密。沃克一年會看許多位醫生許多次，他會是全球連線病例的最佳候選人。醫院對於將患者病歷數位化一事，已經說了好些年了。而政府在這部分也花費了將近十億元。糖尿病患者會是第一批病例電腦化的病人，儘管對於隱私權的顧慮不斷形成阻撓，更別提其花費。然而若是有個孩子不需要那樣高度保密，而比較需要全球病歷，則人非沃克莫屬。我在醫院的期間，進行過許多次這樣的對話：

「你們要怎樣施用麻醉劑？」我問。

「也許是面罩，或者點滴，但是假如他醒了過來，應該會用面罩。他喉嚨腫嗎？」

我會認為現在才問這個有點太晚了，但是門診病患用藥的慣例是如此，依循嚴格的「告訴我我需要知道的，其他毋庸贅述」準則。

「經常會。」說話的人是翠許。「那是過敏。」

「肺炎？對阿奇黴素會過敏嗎？」

我要求麻醉劑的細節好讓醫生放心，向他保證沃克和其他孩子一樣強悍，他的父親充分瞭解他的健康和福祉。醫生很感意外，大部分的家長不會問細節，但是很開心能有機會談論他這一行令人興奮的工具：七氟醚、吩坦尼（一種類似嗎啡的鎮靜劑）、點滴用的異丙酚。「也許當他清醒過來之後，用點直腸泰諾。」直腸泰諾？這孩子要忍受的屈辱究竟有沒有完？今晚不行，親愛的，我的屁股疼。這個笑話在我的心裡出現。醫院並非永遠都是那麼嚴肅。「他用G管餵食對吧？或許我們可以透過這方式，不用直腸泰諾了。」我們繼續等待。為了讓沃克分心，我坐在輪椅裡，把他抱在腿上，然後在病房區和樓面到處逛。我設法將輪椅推得飛快，這不像看起來那麼簡單。有二十分鐘的時間，這孩子彷彿置身天堂，這是持續共同歡樂的最新紀錄。他喜歡跨越大廳的人行天橋，向外看大型彩色的懸掛飾物，那些牛和豬，還有月亮，都懸掛在中庭上。我很意外他這麼開心，於是告訴翠許。

「喔，他好喜歡坐輪椅去逛，」她就事論事地說。現在她已經脫掉外套，我得努力控制自己別盯著她的乳溝看。一個男人絕不會想要在盯著女人乳溝時被活逮，特別是在你帶著智能障礙的兒子到兒童醫院做術前準備，並且帶他坐在輪椅裡飛快來去時，最好別被人發現你幹這種事。但是翠許沒理會我這一點，或許只是不和我計較。

「他以前一天到晚坐在克莉斯塔．李的大腿上，搭輪椅到處跑。」

克莉絲塔．李是他第一個團體之家的朋友，那裡的孩子大多沒有行動能力。沃克在那裡稱霸，是裡面的明星人物，只因他會走路。短短幾週內，我們注意到他的信心增加了。和我們住在一起，他總是最無能的那一個。在那裡，他可以到處去周遊列國。肯尼，沃克的第一位室友，在一次差點溺斃的事件中腦部受損，再也無法自由行動。但是沃克的行動力讓肯尼十分開心，他會拍手大笑。肯尼無法說出詞語，也無法控制身體，但是他會聽，也能明白，還能用一種激動的手勢和聲音來表達，尤其是他有訪客時。他是個貼心的孩子，我從來沒有在別的地方感覺到如此被愛包圍，身邊環繞著一群落入凡間的孩子。

克莉絲塔．李是個坐輪椅的漂亮女孩，但是她的心智是飄忽的，沃克愛慕她。有時候他會起來，用她輪椅上的自動拉桿，讓她開始移動，翠許說。克莉絲塔．李會大叫：「喔，沃克，你做什麼啦。」他愛死那樣了，我毫不懷疑。當他長大到不適合住在那裡，他搬進第二個地方，在幾哩路之外，工作人員直到最後一分鐘，才讓克莉絲塔．李知道這個消息。

這些陌生人現在都成了沃克生命的一部分，每個人都帶來了自己的故事。翠許和她先生及女兒住在城市東北邊，一個叫做阿加克斯的郊區，這城鎮在二次大戰期間，因為一座軍火工廠而繁榮興盛了起來。那兒有遼闊的起伏郊區平原，平房、錯層式房屋、商場，還有在路旁看板宣傳佈道的教堂（禁忌之果造出許多果醬）。在這種地方，你會看見已婚婦女在嘴角叼根菸，把回收資源從家裡拖出來，戴著頭盔、手持曲棍球棒的男孩們踩著滑板回家，那裡的十字路口大得有如棒球場。

翠許嫁給一位瘦而結實、有點年紀，名叫寇瑞的男子。「他在做濃縮湯塊。」一天晚上她告訴我。我承認我聽了大感吃驚：我從沒想過有人會去做濃縮湯塊，儘管當然有人得做這一行，而其中一位正是翠許的先生。他擁有自己的事業，而且長時間工作。他起先是做肉汁，賣給薯片販賣車，然後他接著研發香料、醬汁和調味品。我有很多濃縮湯塊的故事可以說。

翠許和寇瑞有個小女兒，赫莉，那是他們在認識我女兒海莉之後，因為太喜歡那個名字，故取此名。他們熱衷轉手房屋和小別墅，他們已經試過兩回，並且頗有獲利。翠許不想生第二個孩子，她想搬到離寇瑞公司較近的地點，這樣他才會常在家。「感謝老天，我覺得我已經有兩個孩子了，沃克也算在內。」她這麼說話讓我十分震驚。她把沃克當作自己的孩子，至少有某些時間是如此。

翠許在紐芬蘭的格蘭瀑布長大，父親是當地礦場及造紙廠工人，她是個高個兒，坦誠又務實，有張美麗臉龐和方正下頷，活潑外向又落落大方。她起初看護一位殘障者，一個名叫迪倫的腦性麻痺女孩，芳齡十六。翠許在主日學校授課，並且暢談她對上帝的信仰。這是另一項沃克可能永遠不會有的經驗，假如他繼續讓我們這個忠實的反教會教育家庭撫養長大。她擁有幼兒教育學位，但是專業知識對她來說，學術味道太重了，她偏好兒童間的吵鬧嬉戲，以及他們坦率的需求。她喜歡實際挑戰，解決問題。沃克寄宿的機構特別聘雇她來照顧沃克，她對於能將大家公認棘手的案子處理好而感到自豪。她在夜間工作，連續七十二小時，這周三個晚上，下周則是四個晚上。這種班表似乎頗累人，但是翠許欣然接受。這樣一來，她便能在女兒上托兒所前後回家陪伴她，同時享有健保和福利。我開始把她當作自家姐妹，除了那道乳溝之外。

沃克對翠許的愛幾乎和對奧勒佳一樣多。奧勒佳是沃克的第二個母親和父親，他為她做任何事，跟她去任何地方。奧勒佳可以讓沃克當場轉身，並且笑得像個瘋子一樣，只因為她唱起了《公車的輪子轉啊轉》，她們在一起時，一天可以唱個幾十次。他也很喜歡威爾，他的另外一位夜間看護（翠許休假時就由他接手）。他是一位二十來歲、溫和的高個子男生。威爾的安靜和翠許的聒噪成正比，但是沃克很愛他。沃克也很喜歡傑若麥亞，他兩年來的日間看護。

傑若麥亞是牙買加人，身高六呎四吋，辮子頭，聲音低沉到在我的胸腔引起震動，彷彿幾個街區外有火車經過，我太太有點迷戀他。他喜歡孩子，假如你問傑若麥亞自己有幾個小孩，他會說：「在家裡有兩個。」他的女兒十歲，沃克會走向她，伸出手讓她牽著走。「傑若麥亞對待沃克有如自家人。」翠許告訴我，他會和傑若麥亞打交道。他們第一次見面時，沃克在傑若麥亞的黑色長褲上擦鼻涕。「你們會成為好朋友。」我對傑若麥亞說，而他們果然是最佳拍檔了。他們會打籃球，勉強算得上啦。他們倆是好兄弟。傑若麥亞會說：「沃克，走吧。」而沃克便會說：「哼。」這一陣子沃克對男人感興趣。

我照自己的形象去打扮沃克：燈芯絨格子襯衫、牛仔褲、毛衣，等傑若麥亞走進他的生活之後，沃克回到我們家時，蓄著小平頭，身穿光滑的籃球短褲、運動球衣，還戴了頂棒球帽，渾身

ＤＪ大頭鎚（Head Thumper）的風格。因為傑若麥亞，他開始對車上收音機播放的雷鬼音樂有反應，強烈的基調強節奏總是讓他露出微笑。這感覺像是他出國遊歷歸來，現在想告訴我，他看過聽過嚐過些什麼。

當他和威爾、翠許、譚雅，以及傑若麥亞在一起時，他不僅是個不一樣的孩子，他還是他們的孩子，正如同他是瓊安娜的、我的、以及奧勒佳的孩子一般。他越來越屬於我們大家了，因為他不是那種一個人能照顧得來的孩子。這就是他生命的代價與奇蹟。

「他全部的衣物都摺好放在裡面，在衣櫃裡，都是我整理的。」翠許有天下午對我說。在家裡，我們會叫他起床，但是翠許讓他自己起來。「他喜歡認為那是他的主意。」好幾個月以來，團體之家隔壁的空地都在進行工事。「他愛死那樣了，」翠許說。「我說，『我們去看卡車吧。』我和他很親近，我非常愛他。工作時，他們叫我『通沃克語的人』。我發現到，他會心情不好，或是感到疲倦，但是不會希望錯過任何事情。」翠許和我們的不同處在於，她不是沃克的母親。她可以照顧他，但是她也能將自己抽離，可以比較不帶感情地去徹底瞭解他。

她說她從未質疑我們讓沃克住進團體之家的決定。她剛認識沃克時，那時他還沒有戴頭盔或是手臂套（我以為那些束縛可能會把他逼瘋），他會用拳頭直將皮膚抓到紅腫破皮，不管我們如何勸阻他。她說：「我知道你們讓他搬過去是在發出求救訊號，我不知道你們如何撐過那麼長的時間。我剛到那裡時，不知自己是否做得下去。你必須說服自己去相信，他的惡習、捶打和哭泣，全都沒有惡意。當他重重捶擊你，也許那只是表示『我喜歡這種感覺，你應該也會喜歡。』」翠許就是發明沃克手臂套的女子之一，最早是用品客洋芋片罐子改造而成。當工作人員首次把它們套上沃克的手臂時，他發現再也無法任意捶打自己，她回想道。他嘆了口氣，他嘆氣耶，然後就拿個玩具玩了起來。翠許在他的腦袋重新設定了路徑。

是翠許建議他戴安全頭盔，也是翠許提議他蓋重毯子（布料裡層加縫重物），讓他能更放心地意識到自己的體型輪廓。她對於他何以捶打自己的看法不斷改變。「有時是出於挫折，有時是來自寂寞，而有時我也不知道是為什麼。他有時很暴躁，是個火爆小子，或者是玩具掉了卻撿不到，或者是藥效發作。我有時看得出來，有時看不出來，非常難以捉摸。有時他就打那麼一下。他會噘著嘴，傷心難過，然後就來那麼一下，只打一下，這樣可以讓他比較專注嗎？」

在其他人的敘述中，沃克的生命似乎比較有目的，有時候比起我——他的父親——所認為的還要完整。「他喜歡我咖啡的氣味。」翠許告訴我。他對我的咖啡著迷不已，焦糖摩卡奇諾。他對花朵一點興趣也沒有，他喜歡堅硬一點的東西，比方說松樹和迷迭香。

他也能比任何人都還難搞：他會飛快地在工作人員之間橫衝直撞，翠許算過，至少發生過二十次。「新人進來，他們做了兩個禮拜，然後會說：『我做不下去了。』他要不是一開始就喜歡你，不然就不會喜歡。因為他就是那樣。」他很頑固，他的性子急，但是也有幽默感，分別是得自父親和母親的真傳吧。「有時候有人說笑話，我發誓他會笑。」翠許說。「不是複雜的笑話，但是個笑話，而且我覺得他會說髒話。當我叫他去做某件事，他拿書本丟我，我會說，『沃克，不可以拿書丟我，去撿起來。』然後他會說『哼！』我發誓他是在說髒話，像是，『操你的，小姐。』」我當然不知道他是在哪裡學會這些的，不過他不喜歡別人吩咐他去做事。

她認為他懂得「撿起來」、「過來」、「停止」、和「別碰」這些字，這比我平常對他說的要來得多。「我認為沃克比我相處過的孩子更善良，」翠許告訴我，「但是沃克的未知部分使他變得難以相處，他可以和人建立關係，例如交談之類的，他對人有感覺。」他知道要和誰堅持下去，而誰不會有回應。別人對他好，他也會同等回報。「但是和沃克在一起的時候，假如有什麼不對勁，你不知道要如何去處理。」

翠許對沃克的未來也有想法，幸好我還可以忍受他的想法，她認為別人可能會在他身上看見某些價值。「我想，沃克這輩子都不會有份工作，」有天下午翠許說。當時我們坐在她位於郊區的住家客廳裡，這個房間看起來好像平常沒什麼人在用。「他永遠不會拿到薪資支票，但是對沃克來說，事情會改變。如果不給他機會體驗新事物，就不會有所成長。他有學習力，他所發出的聲音能告訴你他正在學習，當你說擊掌，他會和你擊掌，這很不得了，我認為很重要，所以我不認為他的發展已經結束了。他一直都在聽，只不過要多花一點時間才能消化。」

幾個月之後，翠許帶來了壞消息：她和寇瑞在城市北方找到一個農場，在先生工作地點的附近，因此可以在同一區工作和居住，也就是說她先生會比較常在家，不必通勤了。他們可以繼續組織家庭，給女兒添個弟弟或妹妹。耶誕節過後，翠許就不會擔任沃克的看護，除非是特殊情況。這是另一大損失，就像傑若麥亞（他的背部裂傷），還有譚雅（她生了孩子）。但沃克還是會住在那裡，也會有新人到那裡服務，我們也會在那裡，一個持續存在的沃克社團。

翠許堅持他有辦法適應。「某天晚上我過來，是週六吧，他只是又踢又叫的。但是在他快樂、心滿意足時，他是最迷人的孩子。他的微笑，他一微笑，會把你都融化了。那種傻裡傻氣的露齒而笑，還用斜眼瞄你。當我和他一起，有時人們會把我攔住問：『你需要幫忙嗎？』看到那種憐憫眼神，你知道嗎？那根本不必要。假如你看到沃克高興的表情，你就不會同情他。」

第十四章

沃克使我活在當下；他讓我別無選擇。但他也是過去的產物，就和大家一樣。

在不合理的情況下輾轉難安，在驚恐之中拼命掙扎，在困境中企盼有所掌控，這就是我們的故事。考古學證據顯示，尼安德塔人會聯合照顧肢體殘障的族人（我猜想在當時，智能發展遲緩並非那麼受到重視），但是這種事在人類文明史過程中，卻極為罕見。我們常見的座右銘是「眼不見，心不煩」。殺害殘障嬰兒的高峰期發生在最沒有必要的時候，也就是雅典的富裕和影響達到巔峰的時期；柏拉圖和亞里斯多德兩人均提議（所持的意見各異）畸形兒應該一出生便消滅。同時在斯巴達，父親有權結束弱小孩子的生命。在羅馬，弱智者只能被扶養於黑暗中，當作一種治療的方法，這種情況至少持續到羅馬的外科醫生、婦科及小兒科之父索拉納斯（Soranus，意指一位羅馬神之名；有這種名字的人，怎麼可能不當醫生？）對此法提出異議。他堅持以百里香和野玫瑰精油摩擦智能殘障者的頭部，但並無法治癒他們。在希臘原文裡，白痴（idios）這個字的原意為隱密或不可知的人。因此大約二千年以來，甚至到了一九三〇年代的北美洲，這個字仍然被視為是生來即為智能殘障者的用詞。弱智者（imbecile）這個詞則相反，是指一個出生時正常，後來卻出現智力障礙，但有可能復原的人。沃克的狀況符合白痴程度：他是公開的孩子，幾乎都是由眾人所撫養，但同時也十分隱匿且不為人知，因此算是隱密了。基督教提出一種觀點，認為像沃克這樣的孩子更接近上帝（你們中間最小的，他便為大《路加福音9:46》），但是基督教會也支持一種信念，那就是殘障及瘋子都是巫邪之人，身受魔鬼控制，或者是對其父母罪惡的懲罰。英國在一五六三到一六〇一年的「濟貧法」中，要求政府照顧殘障者，但是直到十九世紀，殘障或智障者才擁有富裕和樂的家庭，和寬敞住處的較好生活。即使到了今天，在北美洲有許多地方的情況仍不樂觀。

很多時候，情況依你居住的地方而定。前面提到的那位惡劣的馬丁．路德，他痛恨並譴責殘障者是魔鬼的所有物。但是在法蘭克福，智能障礙者擁有指派的看護，在紐倫堡（至少有一段時間是如此），他們能不受打擾地在街上漫步，並且接受鄰人的餵養和撫慰。第古．布拉赫（Tycho Brahe），第一位現代天文學家（也是克卜勒的導師），養了一名智障侏儒作伴，並視其喃喃低語為神啟。但是在普魯士，瘋人通常會被燒死或下獄。社會大眾似乎對智能障礙這件事拿不定主意（瘋狂與智能障礙之間的差別在十五世紀首度被提出，但也僅是斷續出現），人類失序的景象令人著迷，但是長久之下不免使人感到驚恐。結果是，一如米歇．傅科（Michel Foucault）在他那偉大又令人惱火的著作《瘋癲史》（*History of Madness*）中的堅持，透過囚禁的方式，不但壓制瘋癲，更壓制瘋癲的想法。囚禁是防止問題蔓延的方式，我們得以掌控，並且眼不見為淨。我們從理性時代開始，當笛卡兒認為「我思故我在之後」，便一直在組織、分類，並且「解決」智能障礙的問題。但是在包容與解決的態度為前提，問題出現到消失的這段過程中，社會大眾也設法去隱藏對於殘障的恐懼，對於身體上和他們有所接觸的可能性感到驚恐。精神失常、重度智能障礙、甚至是呆小症，都一度被視為是一種存在狀態。精神失常會失去理性，但是那並非一種需要療癒的苦難。瘋癲，傅科註記，和世界的真實性無關，而是關乎人和他對自己所能感知的真相。沃克讓我看見不想看的事情：他的重度需求，我的能力與同情心之限度和潛力，以及那些若不是他，我永遠不會明白的事情；他使過去的時刻變得有意義，以及我能欣賞其重要性的能力。沒人想要精神失常，但是瘋癲自有其目的，它是導向艱辛的自我冥想之路。在莎士比亞和塞凡提斯的前科學年代，人們對藝術、煉金術、邏輯學、神啟和體驗一視同仁，但是瘋癲直接揭示了人類存在的黑暗面。在痛苦與悲傷中出生，只是為了去面對……死亡。夢魘的存在還有其他種可能的說法嗎？甚至思量其目的，都需要特殊的視野和觀點。精神異常和理性折磨是在這隧道內疾駛的兩部快車，精神不穩定是打破傳統的藉口，破除常規去思考。莎翁筆下的傻子，或是在愚人船上的瘋子，他們能說出心聲，揭開我們日常生活目標的虛榮心，以及賴以度過每天生活的自我否定——他們自身難保，幫不了我們。在中世紀的歐洲，精神錯亂的瘋子被迫住到城門外面，只偶爾可以進城來娛樂居民，揭露居民的生活假象。有些日子裡，我思忖著沃克寄宿的團體之家，就位在我居住的這個城市外緣，心想這好像沒有太大的不同。

但是瘋子和精神錯亂者會挑戰社會秩序，傅科如此堅持，因此要求標準化（意味他們能讓人理解），然後壓制（治療和囚禁）。傅科將歷史和文明視為壓制人類的引擎，有時會讓我困惑不已，並且經常讓我感到太超過，但是我明白他的觀點：假如從單純地陪伴沃克這件事上得到太多滿足，而不勉強自己展現自我，我就不會太努力去比排場、不計代價往前衝、受人支配，參與西方資本主義製造出成果導向的激烈競爭，比方說，二〇〇八年的全球經濟解凍。傅科說，我們渴望維持現況，因此我們著手去「治療」和「解決」精神異常。

一五〇〇年代末期，智能不足首度被量化：醉鬼和白痴就是那些算不清二十便士、說不出自己父母是誰、無法爭取自己利益的人。到了一八〇一年，精神病學之父，菲利浦．畢奈爾

（Philippe Pinel）制定了規則：要教育智能不足者的希望渺茫，但是社會至少能針對其身體方面的需求提供人道關注。（在一七七一到一七七七年間，有三萬一千九百五十一位兒童入住巴黎孤兒院，但是一年內便有將近二萬五千名，等同百分之八十的院童死亡。）畢爾諾並不墨守傳統，在一位密友發瘋之後，他選擇了醫界而非教會服侍。但是他渴望協助智能不足者，合理化並以組織控制，卻因此造成歐洲史上某些最不人道的狀況。在薩貝特里耶醫院，由畢爾諾主持的著名巴黎精神病院，三千名婦女身穿粗麻布袋，五個人擠一張床，她們每天的口糧是一杯稀粥、一盎司肉和三片麵包，一千多名「失去理智」的人住在隔離病房。在比卡特醫院，畢爾諾監管的另一家更惡質的巴黎精神病院，罪犯和精神病患同住，而在必要的情況下，食物經常是擺在刺刀旁來供應。然而這種控制瘋子的方式廣受歡迎，讓歐洲民眾大為安心。這種情況就如同再過三十年，興建監獄使美國投票者感到安心，他們的社會擁有秩序、安全和正義。監禁心智障礙者風行一時，每百位巴黎居民之中便有一人曾在這類機構中待過。

畢爾諾在巴黎的行動並未因此而停止。到了一八九〇年，歐洲精神病院的人數增加超過兩倍。一道新的分界線已然成形，傅科寫道，致使此經驗與文藝復興如此相近——毫無道理的理性，或者有道理的非理性——真是不可能。我無意將心智障礙浪漫化，但是我明白那些矛盾修辭法的意義。那是試圖瞭解沃克和我的方法，藉由傾聽一個不會說話的男孩，跟隨一個沒有明確目標的男孩。

在違反監禁、官僚作風、合理制度的控制衝動之下，對於殘障者的另一種觀點逐漸顯現。在義大利，文森．佐查魯吉（Vincenzo Chiarugi）醫生禁止對精神病院患者使用鐵鍊，比畢爾諾早了將近十年。這是重要的道德責任和醫學職責，尊重精神病患為獨立的個體，查魯吉寫道。將智能障礙者視為獨立個體，和社會上其他成員平等，並且具有相同貢獻，不論這些貢獻有多麼微不足道，以及我們如何勉為其難地去瞭解這些貢獻的內容。這麼做所必須付出的努力，就是智能障礙史上那些未竟全功的奮鬥。沒人能夠否認，我們已經做了很大的進步。過去一百五十年來的努力，讓沃克這類人的生命得以延長。巴斯德、李斯特和細菌理論，居禮夫人和X光射線，維蕭和細胞，孟德爾和遺傳研究，達爾文和進化論，佛洛伊德和潛意識，甚至是基因科學，全都對生活狀態和智能障礙的瞭解有所貢獻。教育普及和近來加強殘障者權益的法規，也對他們的生活有極大幫助。但是我們仍視結果為成功的指標，並且仍然以不公不義的做法來維持取得結果的假象。直到一九六四年，尚·溫立光建立起僅收容兩位殘障者的看護之家，因為他在相關機構（在法國依然如此）所發現的狀況令他憂心不已。直到一年前，有天我在多倫多吃午餐時，認識了琳達·普魯森，她告訴我她的姐妹卡若琳整體發展遲緩，三十多歲，依然和父母同住。而已經六十四歲的雙親，仍在設法想讓卡若琳在沒有他們的情況下，依然能快樂地生活。對普魯森的父母來說，在週五晚上爭論是否要去看電影，就和計畫一趟兩週的旅行一樣複雜。

「我們現在進行的模式是主流化概念，」普魯森解釋。「這個概念是讓殘障者融入社區，但是這個計畫遇上了障礙，因為我的妹妹永遠都不可能成為社區的一份子。比方說，你一定會注意到她的肢體異常。假如你帶她去做頭髮，一定會有人盯著她看，這對她來說公平嗎？讓她做頭髮而不必得到那些另眼看待，難道不是合理的期望嗎？」我們花了十八年的時間，安排沃克這樣的孩子融合進入公立學校，然後到了十八歲，當他們唸完高中，再送進一個全然無法融入的社會之中。沃克得以免除這種命運，因為他一開始就沒有辦法被「融合」到任何地方去。

這些不公平的事處處可見。在薩克其萬省的薩克屯，殘障者的特殊醫療服務依然十分短絀。茱莉亞．伍茲沃斯，一位二十歲的CFC患者和她的母親潘，父親艾瑞克，等待長達三年的時間，才預約到牙科看診。「我覺得我們在茱莉亞的每個人生階段，都得當先驅者。」潘．伍茲沃斯說。但是我發現，在殘障照顧者的選擇方面，並沒有太多的成長。薩克屯位於威爾基以東一百哩處，一九九三年，羅伯特．拉提莫將他四肢癱瘓的十二歲女兒崔西悶死，因為他再也無法忍受看她受苦。他以二級謀殺罪被判終身監禁。「我認為，身為同路人，我很同情拉提莫，」潘在拉提莫被拒假釋的那一天告訴我（數月之後，該判決撤銷，假釋獲准）。「我的心中仍有一大存疑，受審的為何不是我們的政府？他的作為只是絕望之舉，那一家人沒有得到應有的支援。身為這個文明社會的一份子，我覺得有趣的是，其實我們都是崔西之死的同謀者。」

現在安大略省政府，也就是我居住省份的健康醫療體系負責單位，急於表現他們在縮短手術等待期的成果，假如我想要換個新膝蓋好方便滑雪，我在六個月內就能動手術。若我認識對的醫生，手續可能只要兩週就辦下來了。那為什麼要我花七年的時間，尋找詢問懇求一個我兒子能得到持續照護的地方，一個他能夠自在生活的地方？

這些天以來，我有個幻想。在我的幻想裡，沃克和像他一樣的人住在類似「方舟」的社區，還有助理打理一切。那是個漂亮的地方，放眼看去有大海或山巒的景致，在這個地方，不是負擔得起這種住處的人才欣賞得到美景，而是更需要美麗事物的那群人，因為他們生活中擁有的太少了。在我的幻想裡，這個村莊是殘障者擁有居住的地方，一切都依照他們的計畫和步調進行，以他們的成功標準而定，不是金錢或結果，而是友誼、同儕情感，還有夥伴情誼。在我的幻想裡，我們這些人，這些正常人，必須融合到他們的社會哩，適應他們的步調和地方。我可以離開，回去我那個更急迫與耗神、更刺激的生活，但是我也可以回來和沃克住在一起，以沃克的方式生活，緩慢地，除了做自己以外，沒有其他什麼課題。

在我的幻想裡，好多人都想要拜訪沃克的世界，並且多住一段時間。作曲家、作家、藝術家、學生、正在攻讀商業管理博士學位的商業碩士、研究者、休假的主管等等，大家都能享受在沃克的村莊一次住上幾週或數月的特權，在自己的舒適房間裡，任意從事自己的工作、畫作和研究。我們唯一的義務是要融入他們的世界，和他們一起吃午餐或晚餐，還有每週一次去協助那些住民泡澡。其他時間我們可以自在地思考、寫作、作畫、作曲、分析與計算。但是到那時，殘障者將完成他們的任務，達成目標，並且改變我們看待世界的方式。我們從他們身上得到的，比他們從我們身上得到的要多很多，但是他們不介意。沃克也會做出他的貢獻，那就是陪在大家身邊。正如我所說，這不過是個幻想。

沃克的基因檢驗已經過了好幾個月，而我依然對遺傳學怨恨不已。我不怨恨凱特・魯恩，她的CFC相關基因分離法使得此疾病更容易診斷，可以及早進行早期治療。我不怨恨CFC症候群的基因治療法還有好長一段路要走的這個事實，甚至魯恩醫生是我所見過的醫生中，唯一相信

CFC基因對治療癌症有幫助。

我怨恨的是這種想法：我兒子的生命意義被降格成為三十億個連續字母，其中的一個打字錯誤，導致某個極小的核苷酸失誤。遺傳學的絕對論冒犯了我。後來我遇見一些傑出的遺傳學家，他們也有同感。奎格．范特，協助創立「人類基因體計畫」（Human Genome Project）的企業家，也是少數完成分析基因組序列的人，他在自傳《生命密碼》（*A Life Decoded*）裡言無不盡。「基因，」他寫道，「並未組成我們的身體和心靈。」

在牛津大學，一位知名基因學者丹尼斯．諾貝爾（Denis Noble）《生命樂章：基因組之外的生物學》一書作者，甚至有更進一步的觀點。這是實驗性的東西，諾貝爾說，要找出和突變相關的基因，這正是魯恩和她的小組研究員所做的。不過，假如人們從這個結論加以推斷，認為因此人類可以分辨出基因的功能，這話可就言之過早。人類基因組的結構證實比預期的還要簡單，但是人類的遺傳生理學——基因實際的作用方式——則是比任何人所能想到的都要複雜。

更重要的是，諾貝爾堅持，視人類為基因的產物，以核苷酸為基礎開始研究，這是降格的事情。「將人類的社會及道德行為視作基因行為的延伸，這種暗示將造成重大影響。」一天早上，他從牛津打電話給我的時候說。他有一種迷人的口音，一種口齒極清晰的英國腔。「在我看來，自從遺傳學科提出這種由下往上論點的訴求，已造成某些重大影響，它已達到了拆解人體的程度，使它失去了人性。」

至於心智，我在我孩子身上尋找的那一絲光芒，只是偶然乍現，諾貝爾堅持那和基因無關。這是極具爭議的觀點，但是諾貝爾毫不退讓。「在神經細胞及其相關分子的層面中，」他說，

「沒有所謂心智可言。沒有了我們存的社會網絡，沒有彼此互相的溝通，你甚至無法瞭解意向這個概念。我們會發現心智存在於身體之外，在社會和文化生活的中立網絡中。」他比較喜歡佛教和道家的思想：他們認為心智並非物體，而是一種過程。

「人類基因組是一種精細但晦澀難懂的訊息儲藏所。」一天下午，洛德瑞克．麥克因（Roderick McInnes）這麼對我說。麥克因是加拿大衛生研究院的遺傳學主任，他是一名友善的高個子，一頭濃密棕髮，辦公室塞滿堆到天花板的研究報告和書籍，裡面放著家人照片。在他的辦公室外，位於多倫多市中心的一處新研究所頂樓，有幾十位遺傳學家擠在電腦前面。我和他說話的同時，他還不斷翻找報告和刊物，包括《醫學遺傳學》（第七版），這是該學科的主要文本，他是共同作者。這種不尋常的舉動讓我大感意外，一位醫生為何需要查閱自己的著作。但是麥克因坦承基因組方面的資訊日新月異，而這些資訊又深具複雜性，諸多原因使得你無法全盤瞭解掌握，因此治療進展十分有限。他並指出，地中海型貧血是學界識別出的第一種分子（基因）疾病，日期要追溯回一九四九年。六十年後的今天，依然沒有治療方法。遺傳學家一般說來大致認為，人類基因組裡的蛋白質編碼基因數量約有二萬五千個，但是至少還有其他三萬兩千個非編碼基因在指揮其他基因的運作。在回饋系統裡還有回饋系統，每天都有新發現與數據。即使基因組本身也並非完全具備序列規則。「有些區塊是我們無法解碼的，」他說，「因為它是在一個結裡面。」

麥克因逐漸說服我，我的問題不在遺傳學，而是基因疾病的性質。「基因疾病和兒童有某種關連，」他說，「這是它的天性，情緒和突變有關，你一旦得到了就是得到了。其他疾病不會像基因疾病一輩子糾纏著你。我想是基因疾病那種無法改變的性質，使得它超乎尋常。藍圖改變了。」他停頓了一下。「它以其他罹患基因疾病患者的改變方式來改變。」基因疾病似乎是一種特別不同的命運型態。大部分替沃克治療的醫生都說「一兩週之後再見。」只有遺傳學醫生說「兩年後再見。」

而沃克的心智呢？從遺傳學的觀點來看，那實在是無法矯正了。「腦部有二百億個神經元，」麥克因說，「每個神經元會產生一千個接觸，並接受來自其他神經元的一萬次接觸。我們也許永遠無法從神經元的層面來瞭解腦部。也許只能以天文學家研究十億顆星球的方式來看待它。」

這種說法很奇怪，但讓我感到寬慰。我可以悠哉地看著沃克偶爾發出亮光的心智，再推斷沉思。

我不斷對著那個星羅棋布的黑暗空間說話，繼續和他談天。當然了，需要聽見我不斷說話的不只是沃克，我也需要不斷對沃克說話。我怕萬一停下來，事情不知將會如何演變。

結果我做了最後一次努力，想找出他的心智。我申請核磁共振攝影（magnetic resonance imaging, MRI）拍攝他腦部深處的影像。六個月之後，有人通知我們，早上八點鐘到老地方，兒童醫院的MRI部門報到。MRI部門位於醫院寬闊的地下室，就在長長的走道盡頭。牆壁是米色、黃色或粉藍色，就像其他的醫院一樣。

沃克和我是最早到的人。等到三個半小時之後，十一點三十分，我們還在等著看醫生。即使你有一個正常的乖孩子，在通知的看診時間之後再等上三個半小時，都是件很惱人的事了。更何況身邊是放聲尖叫又不斷捶打的殘障小孩，三個半小時的等待足以讓一個成年人對護士破口大罵。但即便是全國最好的兒童醫院，依然未能看透這一點。

終於有位穿著寶藍色手術服的年輕女麻醉師出現了。她告訴我，在為沃克施打麻醉劑以進行核磁共振攝影之前，她需要沃克心臟科的近期報告。

「沒人跟我說這回事，」我盡量不帶任何批判語氣說，「反正他有好幾年都沒出現過雜音。這問題可說是不存在了。」

「我還是需要最近的報告。」

「但是他一個月前來過這裡，清理他的牙齒，」我說，「那時他們也有做麻醉，你看病歷上都有寫了。」

「那還是不夠。」

「你可以打電話給他的牙醫，他是這家醫院的醫生，我相信他能證實這點。」

「我不能打給牙醫。」

因此我們回家了。我們等了五、六、七週之後，才又排到核磁共振攝影預約，在此同時，我取得了原本就在他檔案裡的表格附件，表格裡是心臟科醫生重述那些我早已知道的情況，同時其他每位醫生也都知道，沃克的心臟雜音無關緊要。於是我得到一個結論，就是那位年輕的麻醉師被我家怪兒子的外表給嚇壞了；他嚇到了她，她不知道他距離正常的標準有多遠。

我們又等了三小時。這次等候室裡擠滿了人，而且更有趣。有一名五歲的金髮小女孩，在裡面大聲地唸布拉耶點字法版本的聖經箴言篇。終於有位護士請沃克進去前室，再進入一間前室，然後進入第三間前室，最後終於替他上麻醉，進行核磁共振攝影。

三週之後，我設法說服一位放射神經科醫生告訴我，他看出了什麼。他叫做雷波，是來自法國的法國人，黝黑健康，一絲不苟。他喜歡將一大堆資訊簡化成短短的幾個字，這種強烈的喜好使得我這種非神經學專家慢慢開始認為，我也需要來個核磁共振攝影。

沃克沒有神經纖維瘤病，他的神經元沒有髓磷脂鞘不足。「他的問題在功能層面，不是生理面，」醫生說，真正問題在於，神經學醫生在深入瞭解腦生理學的同時（這大部分要歸功於核磁共振攝影），他們對於腦部神經化學如何作用，這方面所知仍然十分有限。

「他的腦部有任何異常現象嗎？」我問。

「有的，很多。」

「你知道它們代表什麼意義嗎？」

「不知道。你要不有個正常的腦袋，要不就是異常。異常可以是天份過高，或是資質不足。」

「沃克是天份過高嗎？」我說，我承認我是帶點諷刺的意味。

「不是，」若波醫生說，不帶絲毫諷刺意味。

這段對話的進行就像這樣。若波是個和氣的人，說得上是熱心，但是有好幾次，我想拿把短柄小斧，敲開他那完全照本宣科的腦袋。當然這不是他的錯。他只是說出他知道的事實，而不想去多做猜測。但是沒有猜測推論的話，沃克的腦部便十分難以理解。

後來他給我看一張我兒子的核磁共振攝影影像。

那是一張黑白的胼胝體影像，連接左右腦的白質網狀結構。神經科醫生對於——這是你常聽見神經科醫生，這些勇敢的科學家所說的一句話——胼胝體的瞭解相當的少。有袋動物不需要這個，對人類來說，即使其結構嚴重受損，依然可以正常生活，但是一般來說，哺乳類動物需要它。「它由軸突組成，」若波說，成束的軸突組成神經纖維，然後將電脈衝從神經元的細胞體傳送出去。「幾千億個軸突，連結到腦部的每個部位，除了視覺和手指尖。」首先醫生給我看一張正常胼胝體的橫切面側視圖：我看到的部分看起來像牛軛湖，也像在一片白色平原上的氣球動物。

然後他給我看沃克的影像。它看起來不像座湖或氣球臘腸狗，而像是一道潺弱流水，末端有一小池水，像根捲鬚，從一株甜豌豆冒出的一根幼苗，只有正常胼胝體的一小部分寬度。

我無法形容它如何在一瞬間將我擊垮，我發覺自己有點喘息了。「這代表你兒子的腦部缺乏某種連結，它尤其會影響腦半球的功能協調。」胼胝體是腦部的訊息傳輸公路，沃克的腦部訂購了差勁的網路服務，不斷故障又誤傳訊息。他的心智無可救藥地紊亂無章。

我在核磁共振攝影看見了一切，他的舌、扁桃腺、喉嚨、脊椎、小小的頭骨、他那脆弱又不完整的腦部，就這樣呈現在眼前，揭開了他的心智狀態。儘管只是如此，只是非直接地，根據推論歸納，讓我看清缺少的部分，由阻擋光線的部分所造成的陰影。我所看見大多數時候都在歇息的男孩，歇息在他僅有的一切裡，有時候是愛。就像是最後出乎大家意料之外的重要事物，就像看著一份地圖，來自另一個紀元、古老又奇怪的地圖，或者還要更早，來自另一個時空。很可惜沒有寶藏，只有疑問，烙印在腦子裡的磁核影像。

我一定是神遊太虛去了，我逐漸意會到雷波在說話，在展示更多沃克的頭部影像之際，那些彷彿是中世紀說法的腦部稱謂從他的舌尖流瀉而出。沃克的腦脊髓腔較大，但是仍在正常範圍內。「腦部的百分之五十是白質，他這部分很少，我會說他的前腦偏小。」他的海馬體，特別是內側顳葉，腦溝過少。腦部灰質，鋸齒狀表面，也就是我們的思想和聯想之發源處（我記憶中乾涸的配方奶味道，我腦海裡沃克哭泣的影像），白質傳遞這些內容到各處（乾涸配方奶的味道，讓我的心裡浮現沃克的影像）。沃克的灰質也較一般人少，雷波說明，即使他的訊息傳遞系統正確無誤，其內容尚未發展到可以傳送的階段。「其腦部」——雷波承認他稱呼「其腦部」，是為了讓他和他說明的那個孩子之間保持距離——「過小。」除此之外，很難說出哪裡還有問題。核磁共振攝影顯示出的所有生理缺陷中，沃克腦部的功能問題，誤導的電磁波活動，全都看不見。

我將對於沃克腦部的調查留待最後，希望它能揭示他的狀況。但是關於沃克究竟是誰，以及這世界在他眼中又是如何的這些訊息，他的腦部能告訴我的不比我已知的多。那些精美影像能透露的內容，更是不及我陪伴他十分鐘所得到的資訊，而且那些影像的粒子粗糙，毫無精細度可言。那是硬體的技術報告，不能說是它不夠深入。只要一個程序錯誤，整個網路就會停擺。雷波以比擬的方式來說。他將電腦螢幕上的圖片——這可不是我瞎編的——比做一隻狗的腦袋。

「這隻狗和你一樣擁有記憶力，它和你一樣有情感智力，但是他不會操作電腦，它不會做算術，或是順利連接上下文，狗兒沒有這些前額葉。」

「但是沃克有啊，」我指出這點。

「但是它們沒有正確連結。」有可能RAS路徑將腦部的小部位轉移到它們不該被轉移的地方去，在它們不該被增強的地方過度增強，而應該增強的部位又加強不夠，並不健全。沃克該有的部分都有：原腦，體感覺物質，他有次要的部分，處理和預見的元件；他甚至擁有一些部分，就算有點縮小，依然可以負責腦部交叉聯繫，這個雷達天線通常和智力有關。「但是要知道如何處理這一切，將這些特質即時放入正確位置，你需要第二級功能，這些他都有了，但是並沒有正確的運作。」

關於沃克的智力不足，我在數周後，由他的神經科醫生羅伯·孟恩（Robert Munn）處得知，大部分是由他的神經元引起，那是神經化學的層面，那個層面是科學無法看見的，更別說是瞭解了。孟恩說，有新證據顯示，那些臉部發育異常，腦幹也異常的孩子，造成血清素再吸收的機制產生缺陷，使得他們比較不容易感受快樂，可能更難以去學習。「但是我們對腦部所知有限，」孟恩說（這個句子又出現了），「我們無法輕易看清神經路徑。沃克的腦部有各種神經化學方面的改變，這是我們接下來要採取的路徑。」腦部的本質阻礙了對腦部的研究，孟恩解釋，腦質十分類似膠質，即使在自然狀態亦難以剖析，而使它得以切割的化學物則會改變其中重要的神經化學物。因為身體的血腦障壁緣故，這些神經化學物無法在血液樣本中出現。而脊髓液，另一種研究腦部神經化學的可能方式，也會因為吸取液體首先必需進行的鎮靜作用而改變。這彷彿在說，沃克的腦部不願意接受研究。

孟恩的外表看起來比實齡年輕，他四十多歲，休閒打扮，辦公室位在城市邊緣，離沃克住的地方不太遠。他經常出診，那裡有幾位居民經常癲癇發作。沃克通常不會發作，但是他的自殘原因仍然成謎。「我想那是製造感覺的一種強迫性需求，」孟恩說，「不論那是感覺愉快或不愉快的，我想這其中還有挫折感的因素。」但那只是猜測。

「似乎是沒有希望了，」我說。

「每個人對我來說都是有希望的，」孟恩說。「假如你抱起一位坐輪椅的孩子，並且逗他笑，那麼你就成功了，你不必要是什麼英雄。」

他的妻子在婚後不久便死於癌症，現在他致力於殘障兒童的腦部研究，從一個無法解答的問題跳到另一個。

沒有能夠認知的腦子，沃克還能算是有認知的孩子嗎？假如他毫無認知，那麼他的價值為何？我在家裡不停地談這件事，但是瓊安娜看不出這樣有何意義。他就是那個孩子，而她是他的母親。沃克不在家裡佔用她的每一分鐘之後，她開始多寫一些文章，專心照顧海莉，還有運動。我在想，那個離家的孩子在她的腦海和心上佔了何等份量。她強迫自己玩填字遊戲、數獨、腦力激盪、孟克《吶喊》圖案的兩千片大型拼圖，任何需要全神貫注的打發時間娛樂她都做。我試圖閱讀傅科的瘋癲歷史，在房間的另一頭偷偷觀察她，心想她是否感到無聊。

在沃克的嬰兒時期，醫生是否曾領悟到他這一生會有多辛苦？如果有的話，他們從來沒提起。事實正好相反：在沃克早期的生活裡，當他努力要增重並存活下去，我從醫生那裡接收到的唯一迫切要求是更多和更刻苦的努力。他的小兒科醫生，諾曼．桑德斯所說的話仍言猶在耳：我們的確想要這個孩子活下去，不是嗎？結論是，我們的確如此希望，儘管我當時並不是那麼肯定。

布魯斯．布朗博格（Bruce Blumberg）醫生，最早發現CFC症候群的遺傳學家之一，他輔導有類似遺傳學兩難問題的家長三十年，大部分是來自加州奧克蘭的凱薩醫療機構。他坦承樂觀是這份工作的預設立場。畢竟想像一下這種場面：心急如焚的家長帶著狀況危急的孩子，整夜搜尋網路而疲憊不堪，心中充滿恐懼，孩子的性命危在旦夕。「更常見的是，」布朗博格告訴我，「想要找到一個平衡點，我需要強調正向觀點。這些父母都渴望能有希望。要樂觀很簡單，要微笑很簡單，我和父母們共同經歷一些事情，這點很難。我想對醫生來說，有時會想逃避。」假如你無法解決問題，至少可以讓父母安心。但假如布朗博格鼓勵父母養育這樣的孩子，他等於是在冒險判決他們下一輩子的地獄。

但是兩難也是人為的結果。那天早上，布朗博格醫生在位於奧克蘭的辦公室裡對我說，真正的問題在於，我們不願接受殘障者的生命也有真正的價值，特別是這樣的價值需要你放下身段去尋找。「有些家庭的確發現養育殘障孩子是福氣，儘管過程艱辛，」他說，「它打造出新關係，揭露出新的能力。訣竅是要放棄你潛在意識裡的孩子，而接受這個現實的孩子。」

布朗博格很熟悉醫界的災難。他在小時候幫父親灑肥料時，弄瞎了一隻眼，他努力唸了幾所世界頂尖的學校，變成了醫生。「我們傲慢地認為這些狀態比一般人的狀態低等，」他說，「假如你的智商是六十，在我們的社會裡算是重度殘障。但是假如你是個農場季節工人，這便已足夠了。因此你形容你兒子那種非語言的狂喜狀態，誰能說那是一種次等狀態？誰有權力這麼說？我們傲慢地相信知覺能力才是重要的，但是它並非一切。一株紅杉並非有知覺的生物，但是它很重要。沒有比這個更重要的了，我不必思考便對它感到敬畏。我不想淡化養育殘障兒的苦處，這麼做只會讓我們的社會成為一個重度殘障的環境。但是認定他們的不足是一種錯誤。沒有什麼比較不足，只有不同的差異性。並不是只有偉大的心智才算數，別忘了偉大的精神。」

我們每次遇見重度殘障者，尚・溫立光知道他們都有兩個問題：你認為我是人類嗎？你愛我嗎？如果我們多從他們的角度來認識他們，就能得到解答。我們一開始會畏懼他們的外表和舉止，接下來感到憐憫，然後經過協助和尊重的階段，但仍然視他們為次等人類，直到最後我們體驗到驚喜和感恩，然後發現，藉著親近殘障者並且建立真正的關係，最後他們改變了我們。

在溫立光最後和最高的知覺階段，我們在殘障者身上看見上帝的面容。他們的存在是上帝的象徵，因為祂選中愚人來證明世間的強壯者、驕傲者以及所謂的智者都犯了錯。因此那些我們視為弱者和邊緣人的，事實上才是最有價值和力量者，他們帶我們走向上帝。

我但願我能相信溫立光的上帝。但是事實上，我沒有在沃克身上看見那位全能者的臉，反之，我看見我兒子的臉，我同時看見了屬於人類的、迷人又有缺陷的臉龐。沃克不是聖人，我也不是。我無法忍受看著他每天自毆，但是我能設法去理解他這麼做的原因。我越是努力要去面對身為人父的有限能力，就越不想要拿他和別人交換。不光是因為我們是血親這麼簡單的原因，也不是因為他教我如何辨別真正問題和抱怨的不同，更不是因為他讓我變得更認真，讓我感激和海莉、妻子、朋友相處的時間，還有當一天結束時所感受到的甜美時光。我開始單純地因為他而愛他，因為我發現我做得到，因為我們可以自在地做自己，疲憊的父親和殘障的兒子，無需改變或抱歉，就活在此時此地。這種關係所帶來的解脫仍令我感到驚訝不已。我對這個孩子沒有任何規畫，我跟著他到處去。就遺傳學的觀點看來，他也許是進化的有害影響，但是他有幾位同儕，能發展達爾文在《人類的起源》（*The Descent of Man*）一書中，稱為「社會本能……愛與同情的進化優勢。」

達爾文的對手指出，人比人猿更弱，因此將人類說成是適者生存的產物，這個邏輯說不通。但是進化的聰明機制不僅止於此，達爾文回應：「我們應該要記住，擁有大的體型、力氣，也較兇猛的動物，例如大猩猩，能保護自己免受所有敵人攻擊，就不會變成群居動物，社會化是高等的心智天賦最重要的一項，例如對於夥伴的同情和愛，因此對人類來說，即使其他生物，弱小才是優勢。」

我的目標很小，只想偶爾進入沃克的世界，並瞭解一些智能殘障者（而不光是允許他們住在我的生活環境裡），並且面對我對於那些「他者」殘障人士的恐懼，不是要去矯正或拯救他們，而是陪著他們，直到我不想逃走為止。以我最樂觀和自信的看法來說，我希望這些舉止能稱得上是朝進化生物學家，朱利安·赫胥黎（Julian Huxley）於一九四三年所寫的著名論文《進化倫理學》（*Evolutionary Ethics*）邁進了幾步。人類較明確的道德理想，赫胥黎寫道，「永不會阻止我們去承受宇宙的不公平——先天畸形、不當受苦、身體受傷、所愛之人早逝。有些宇宙間的不公表現出人類生命中的機會持續性及其非道德性。我們可能逐漸減少其分量，但是我們永遠無法廢止這種情況。人類是進化的傳人，但也是受害者。」

「但人類並非僅是過去的傳人和現在的受害者，也是進化發展進一步可能性的媒介……他能將其道德灌輸到進化的心臟裡。」

上帝的面容？抱歉，我看不到。沃克比較像是一面鏡子，反射出過去，反射出我的抉擇。對我而言，是以這種最美好的一貫態度來看待他：在他的所有角色中——撞頭者、米格魯、運動機能亢進者、汩汩流口水者、間歇性好奇的孩子、悲傷又貼心的兒子——沃克有如瓦勒斯．史蒂文生（Wallace Stevens）筆下的罐子：

「我在田納西放了一個罐子
山丘環繞著它
它使得不修邊幅的荒野
環繞著山丘
野玫瑰朝它的方向生長
蔓延開來，不再野放
罐子成了土地的中心

好像空中的停泊港
它統轄四方
罐子灰撲撲又空蕩蕩
它不奉獻給鳥兒或灌木
田納西唯有它特立獨行」

我明白未來不會有什麼進步，沒有太多指望。希望忽明忽暗，但是我也只能做這麼多。

於是我帶沃克回去做第二次的腦部核磁共振攝影，我們又等了四小時。我一再推著他的紅色漂亮手推車，在長廊走來走去，走到門外那個較長的長廊來回一趟，到咖啡攤再回來。三個小時過去了。

我終於放棄手推車，在候診室旁邊的走廊上，背靠著光滑的磚牆坐了下來。沃克站在兩呎遠的地方，牆角轉彎處，奧勒佳跟在他後面。

忽然間他昏厥了，倒了下去，就像一疊滑溜的盤子，跌入我的懷裡。我看見他看定了我。我毫不懷疑發生的是什麼事：他的癲癇發作了。我聽過其他CFC病童癲癇發作的狀況，團體之家工作人員有兩次認為，他可能有輕微發作。但是我沒親眼目睹過這種事，沒在沃克身上看見過。

他的雙眼像節拍器般前後抽動，手臂虛弱地痙攣，他的心臟，我能透過腿部感覺到，像知更鳥的心臟般快速跳動，他試圖看我的眼睛，看起來很害怕。

「需要幫忙嗎？」門廊處有位家長問我，但是我搖頭拒絕了，我知道該怎麼做。我知道要將他蒼白無力的身體緊抱在我強壯的懷裡，等待這一陣顫抖過去，他抽動的雙眼一睜開就能看見我。兩分鐘過去了。這和其他情況都不一樣，神經元一陣偶發又失控的發作——這是醫學對癲癇的解釋。

但是我心裡想的不是這些。我盡量安靜地將他抱在懷中，心想：假如他死了，應該就是這樣，應該會是這樣。沒有什麼能多做的，我並不害怕這件事。我已經儘可能貼近他了，我兒子和我之間沒有任何空間，沒有縫隙或空氣，沒有期望或失望，沒有失敗或成功。只有他，這個昏厥的男孩，我時而安靜時而開懷的夥伴，我的兒子。我知道我愛他，我也知道他明白這點。我將這份甜蜜抱在懷中，等待接下來不管會發生的什麼事。我們會攜手共度。

國家圖書館出版品預行編目資料

沃克，我的月亮小孩：一位父親的 CFC 記事 / 伊恩・布朗（Ian Brown）作；簡秀如譯. -- 初版. -- 新北市：智富, 2011.12
面；　公分. --（Story　；6）
譯自：The boy in the moon: a father's search for his disabled son
ISBN 978-986-6151-16-3（平裝）

1. 布朗（Brown, Ian, 1954-）2. 傳記 3. 基因病變
4. 通俗作品

415.135　　100016007

Story 06

沃克，我的月亮小孩：一位父親的 CFC 記事

The Boy in The Moon——A Father's Search For His Disabled Son

作　　者／伊恩・布朗（Ian Brown）
譯　　者／簡秀如
主　　編／簡玉芬
責任編輯／陳文君
封面設計／鄧宜琨
出 版 者／智富出版有限公司
發 行 人／簡安雄
登 記 證／局版臺省業字第 564 號
地　　址／（231）新北市新店區民生路 19 號 5 樓
電　　話／（02）2218-3277
傳　　真／（02）2218-3239（訂書專線）、（02）2218-7539
劃撥帳號／ 19816716
戶　　名／智富出版有限公司　單次郵購總金額未滿 500 元（含），請加 50 元掛號費
酷 書 網／ www.coolbooks.com.tw
排版製版／辰皓國際出版製作有限公司
印　　刷／世和印製企業有限公司
初版一刷／ 2011 年 12 月

I S B N ／ 978-986-6151-16-3
定　　價／ 320 元